排毒饮食
蓄毒饮食

作者：莲村 诚（日）　译者：任万峰

求真出版社

图书在版编目（CIP）数据

排毒饮食，蓄毒饮食/（日）莲村诚著；任万峰译. —北京：求真出版社，2012. 3

ISBN 978 -7 -80258 -114 -2

Ⅰ. ①排… Ⅱ. ①莲… ②任… Ⅲ. ①饮食营养学 Ⅳ. ①R151. 4

中国版本图书馆 CIP 数据核字（2010）第 250635 号

排毒饮食，蓄毒饮食

著 者：（日）莲村诚
译 者：任万峰
出版发行：求真出版社
社 址：北京市西城区太平街甲 6 号
邮政编码：100050
印 刷：北京东君印刷有限公司
经 销：新华书店
开 本：787 ×1092 1/32
字 数：88 千字
印 张：5. 75
版 次：2012 年 3 月第 1 版 2012 年 3 月第 1 次印刷
书 号：ISBN 978 -7 -80258 -114 -2/R · 43
定 价：16. 00 元
编辑热线：（010）83190019 83190238
销售热线：（010）83190289 83190292 83190297

前　　言

近来，食品问题不时成为热点话题。例如，含有有毒物质的加工食品、假冒农产品产地等。

凡此种种，不禁让人心生疑虑："那到底吃什么?"而另一方面，各种减肥法、健康食品信息也甚嚣尘上。不少人更是汲汲以求，力图减肥或增进自己的健康。

人只要活着，就需要饮食。饮食与每个人都息息相关。不论关心与否，食物每时每刻都在铸造着我们的身体，带给我们喜悦，并为我们的明天储备能量。

但是，饮食方式不当，则不仅无益于增进活力，还有可能引发疾病。对自己的饮食方式，现在，扪心自问，你有多大信心？家庭的饮食传统、从电视或杂志上得来的饮食知识、与自己生活方式相应的饮食习惯等等，真的对我们的健康有益吗？有确实的根据吗？

本书介绍的饮食知识是基于一种名为阿育吠陀

（Ayurveda）的古印度传统医学。这种医学体系传承了数千年，是印度古老养生保健智慧的结晶。

而且本书介绍的内容，更是阿育吠陀同现代生活相结合，经现代物理学和神经科学验证、重新统合而成的产物——马哈里希阿育吠陀（Maharishi Ayurveda）的具体体现，是“最古老、最新进的健康法”。

马哈里希阿育吠陀不仅仅是一门治疗疾病的医学，更是增进身体健康、预防疾病、给人们带来幸福生活的知识和技术宝库。

本书关注饮食，撷取了马哈里希阿育吠陀中的相关知识，将饮食上容易陷入的误区和最迫切需要了解的知识，力求深入浅出地予以介绍。

刚接触马哈里希阿育吠陀的饮食知识时，不少人可能会感到相当惊讶。因为书中介绍的很多知识，同人们的常识可能大相径庭。人们甚至还可能心生疑问，“这根本就不适合我们嘛！”“现代营养学验证了吗？”

的确，本书中介绍的知识，并不一定全都经过现代科学验证。但是近20年来，我不仅自身亲自实践，还用这些知识为众多患者赢得了身心健康。我深信它们是值得信赖的。

因此，如果你身体有所不适，不妨根据书中介绍的方法尝试一下。坚持一两周后，我相信你的身体状况一定会大有改观。

当然，身体没有任何不适的读者，也可以选择自己感兴趣的项目进行实践，你一定会更加容光焕发。

不过，如果坚持一个月以上，身体状况仍未改善，甚至恶化，则应到医疗机构进行检查。因为本书介绍的知识，并不能取代医疗机构的治疗，所以生病了还是需到医院就诊。

如果马哈希里阿育吠陀增进了你的健康，还请向你的家人和朋友推荐。身边身体健康、有活力的人多了，你也会更加健康。

莲村　诚

2008年12月

目　　录

阿育吠陀基础知识 …………………………………… 1

第一章　嗜好食品宜斟酌

01　**巧克力**无益大脑和美容 ……………………… 9

02　**醋**可健康减肥 ……………………………… 12

03　**酸奶**未必调节肠胃 ………………………… 14

04　**奶酪**营养价值高 …………………………… 19

05　**牛奶**有益生长发育 ………………………… 22

06　**酒**并非百药之长 …………………………… 26

07　**蜂蜜**可增进活力 …………………………… 30

08　自然成熟的**水果**有益健康 ………………… 34

09　餐后饮**绿茶**有助消化 ……………………… 37

10　隔夜的**咖喱**并不可口 ……………………… 40

❖　专栏1　印度酥油的制作方法 ……………… 43

第二章　餐桌食品细思量

01　**肉类**并不能迅速增进活力 …………………… 47
02　**鱼类**并非健康食品 ……………………………… 49
03　**鳗鱼**未必消解疲劳 ……………………………… 52
04　**土豆**炖肉无益健康 ……………………………… 54
05　**菌类**并非健康食品 ……………………………… 56
06　**葱类**并非健康调味品 …………………………… 58
07　**大蒜**可增进活力 ………………………………… 60
08　**黏性食物**无益健康 ……………………………… 62
09　**橄榄油**有益健康 ………………………………… 65
10　**芝麻油**无益健康 ………………………………… 67

第三章　饮食方式益身心

01　每天**饮水量**不可超过 1 升 ………………… 71
02　蔬菜**沙拉**不可多吃 ……………………………… 74
03　食用新鲜**米饭** …………………………………… 76
04　适量摄取**食用油** ………………………………… 79
05　食用应季的**食材** ………………………………… 81
06　遵从自己的**口味** ………………………………… 84
07　食用各种味道的**料理** …………………………… 86
08　以食物调节**心理** ………………………………… 90

09 以食物造就健康 …………………… 94
10 饮食顺应体质 ……………………… 96
❖ 专栏2 白开水的制作方法 ……………… 99
第四章 就餐习惯增幸福
01 餐前吃甜食…………………………… 103
02 睡前喝热牛奶………………………… 105
03 不可总是食用同样的食物…………… 107
04 零食不宜充饥………………………… 111
05 早餐不可吃饱………………………… 113
06 餐后静坐5分钟……………………… 116
07 餐后不可躺下休息…………………… 118
08 吃饭时不可聊天……………………… 120
09 吃八分饱……………………………… 123
10 吃饭时间不可太长…………………… 125
实践篇 了解自己的体质
01 天生体质测试………………………… 131
02 体质偏离测试………………………… 137
03 消化力测试…………………………… 141
04 生命能测试…………………………… 145
05 未消化物测试………………………… 149

附录　各体质相宜的饮食、生活方式

01　风能量强的人 ………………………………… 159
02　火能量强的人 ………………………………… 164
03　水能量强的人 ………………………………… 169

阿育吠陀基础知识

能量平衡（Dosha）

阿育吠陀认为，自然界和人都具有风、火、水三种能量。一个人的身体健康取决于身体内三种能量的平衡状态。

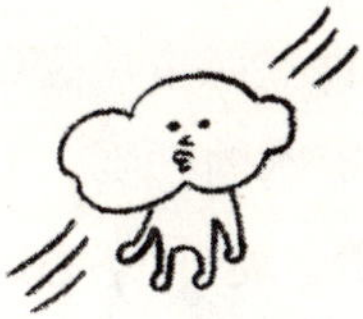

风能量（Vata）

特点：产生变化的能量。轻、冷、动、干燥、澄清、不规则等，具有风的气质。

对人的影响：个性活泼、轻快。情绪、行动多变，好奇心强。理解迅捷但肤浅，喜好扩大知识和体验，但浅尝辄止。动作轻盈、敏捷，但身体易干燥、受寒。促进内脏及各器官发挥作用。

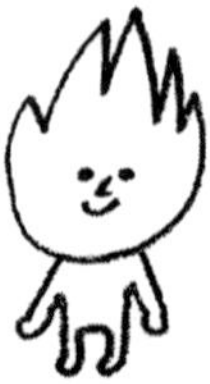

火能量（Pitta）

特点：维持生理机能的能量。热、轻、辛辣、敏锐、流动等，具有火的气质。

对人的影响：富于活力、热情、满足感、注意力。知性、敏锐、勇于挑战。行动正确、规律。身体偏热、易干燥。维持内脏及各器官机能。

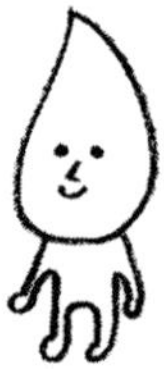

水能量（Kapha）

特征：保持结构的能量。重、冷、湿、软、慢、稳等，具有水的气质。

对人的影响：沉着、富于爱心，情绪、行动稳定。理解迟缓但深刻，喜好深度的知识和体验。占有欲、积攒倾向强。身体沉重、偏湿、易受寒，体力、耐力强。保持内脏及各器官结构。

● 一个人的天生体质即为其最佳的能量平衡状态。一个人越接近天生体质，越能实现最佳的健康状态和体验至上的幸福。

● 身体的能量平衡总是受到食物、行为、环境等的影响，无时无刻不处于变化之中。一个人如果长期持续不适宜的生活方式，那么他身体的能量平衡就会受到破坏，从而越来越偏离天生体质。

● 身体的能量平衡恶化，几乎皆因体内的风、火或水能量的过剩而产生。它会导致心理或身体不适，甚至引发疾病。

● 身体的能量平衡恶化时，可以相应的能量进行调节，从而从根本上改善身体不适或治疗疾病。例如，风、火能量过剩时，可通过增加水能量进行调节；而水能量过剩时，则可通过增加风能量进行调节。

气质平衡（Guna）

阿育吠陀认为，食物及心理呈现纯性、活性、惰性等三种气质。心理的气质平衡状态影响着一个人的心理健康和幸福感。三种气质的特点如下。

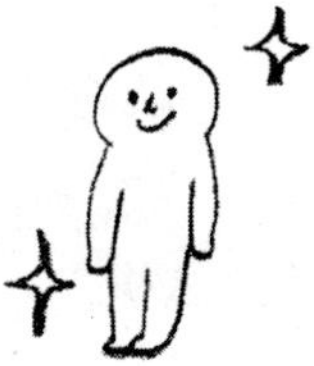

纯性（Sattva）

食物：温和、平衡。

心理：稳定、平衡。

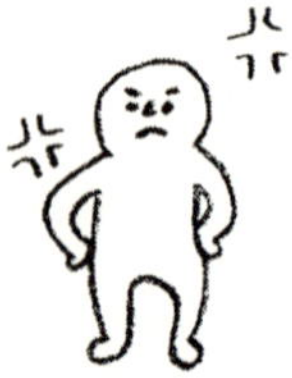

活性（Rajas）

食物：辛辣、刺激性。

心理：自我中心、攻击性。

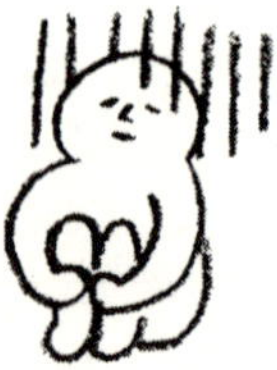

惰性（Tamas）

食物：滞重。

心理：抑郁、破坏性。

- 食物影响心理。食物的气质特点对心理的气质平衡状态产生相应的影响。
- 一个人心理的最佳气质平衡状态为：纯性最强，活性次之，惰性最弱，此时心理最健康。
- 身体的能量平衡与心理的气质平衡相互作用，共同决定一个人的身体、心理健康。身体的能量平衡时，心理的纯性气质增强；风、火能量过剩时，活性气质增强；水能量过剩时，惰性气质增强。

消化状态

消化力、生命能和未消化物与身体健康息息相关。

消化力（Agni）

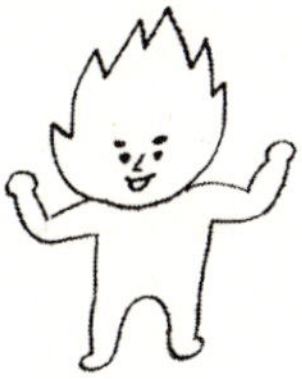

食物在消化力的作用下得到消化，形成身体所需的营养，进而转化成血液、肌肉、骨骼、神经等各种组织，最后转化为生命能。

生命能（Ojas）

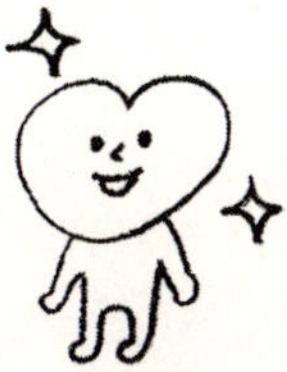

食物消化后，在最后阶段转化为生命能。生命能可调节身体的能量平衡，维护身体和心理的正常机能，提高人体免疫力。

未消化物（Ama）

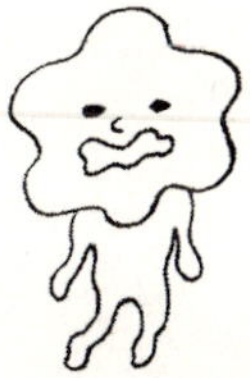

摄取的食物如果未能得到充分消化、吸收和排泄，它就会转化为未消化物，即毒素沉积在体内。一个人身体的能量平衡恶化、未消化物蓄积时，他就可能出现身体不适甚至罹患疾病。减少体内未消化物蓄积是预防疾病、增进健康的关键。

- 一个人消化力强时，他摄取的食物就能得到充分消化，从而顺利转化成生命能。
- 一个人体内积蓄的生命能越多，他身体的能量平衡和心理的气质平衡就接近最佳状态，他的身体也就越健康，他也越能拥有幸福人生。
- 消化力与身体的能量平衡密切相关。身体的能量平衡接近天生体质时，消化力强且稳定，为最佳状态；风能量过剩时，则消化力不稳定；火能量过剩时，则消化力过剩；水能量过剩时，则消化力变弱。

第一章 嗜好食品

宜斟酌

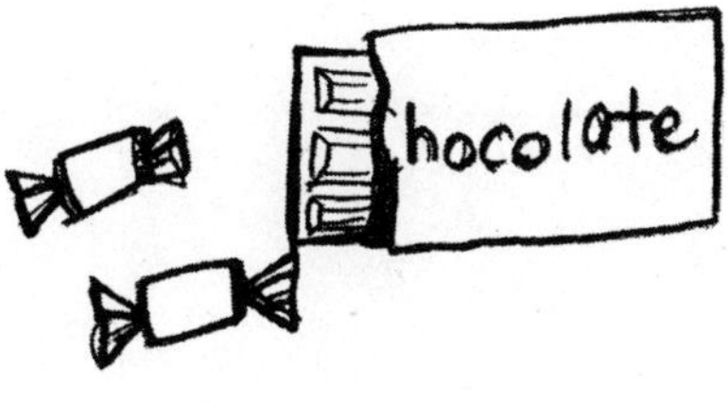

01　巧克力无益大脑和美容

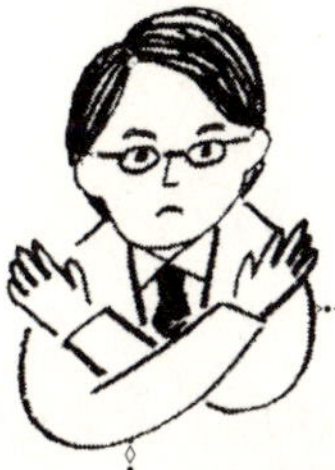

阿育吠陀诊断

对能量的影响	火、水能量过剩
对消化力的影响	变弱或过剩
气质类型	活性、惰性

导致情绪不稳

巧克力是一种刺激性很强的食物。白天犯困时，吃一块巧克力，头脑一下就清醒了。

刺激性强，可是一把双刃剑。吃一点儿巧克力，可以振奋精神。但是吃太多，则可能损害身体、心理健康。因而，很难简单断言，巧克力有益大脑和美容。

巧克力具有攻击性和刺激性，活性气质强，而调节平衡的纯性气质弱。长期或过量食用巧克力，就会出现情绪不稳、烦躁或产生攻击性。

情绪烦躁不利于消化。消化不好则会导致营养吸收和代谢不畅，从而引发疾病。身体不适，心情自然不好，人也愈加烦躁，以至陷入恶性循环。

长痤疮

巧克力还容易转化为未消化物残留体内。未消化物粘附在人体的各种管道（Shrotas）[1]中，产生阻塞。巧克力产生的未消化物更容易粘附在人体颈部以上的管道中，尤其是脸部。因而过量食用巧克力，脸上还容易长痤疮。

避免长期食用

巧克力中含有的可可物质可刺激大脑，暂时激发身体的活力，振奋精神。

但长期食用巧克力会造成什么后果呢？

一个人活性气质太强，一时间工作效率提高，也许可获得成功。但是他的情绪却变得不稳定，甚至出现攻击性。放眼整个人生，他却未必称得上幸福。

一个人只有身心平衡时才能拥有健康，也才能实现真正的幸福。所以，在饮食方式上，一定要注意保持整体性平衡。

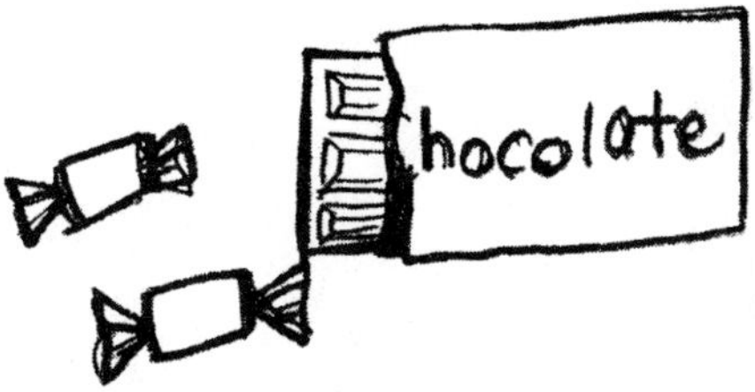

注：

(1) 在阿育吠陀中，指人体内物质流动的各种管道，包括血管、淋巴管、肠道、汗腺管等。

● 注意

容易长痤疮或胃痛的人，应避免食用。

● 变通法

急需提神时，可适当吃一点儿，效果较好。

● 一点通

实在想吃巧克力时，可以吃一点儿蜂蜜。蜂蜜纯性气质强，甜味醇正，自然胜过巧克力的诱惑。

02　醋可健康减肥

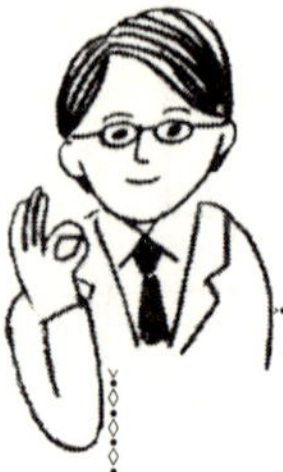

阿育吠陀诊断

对能量的影响	火、水能量过剩
对消化力的影响	变弱或过剩
气质类型	活性

根据体质，适量饮用

喝醋能减肥，这是真的。酸味食物可增加火能量，活跃消化力，因而有助于食物的消化、代谢及排泄，从而起到减肥的作用。

但是喝醋减肥并不值得提倡。因为人的能量平衡状态不同，有时过量摄取反而有害健康。

首先，酸味食物具有降低风能量、增加火能量和水能量的特点。火能量和水能量强的人，过量摄取酸味食物，则相关能量就会过剩，以至引起身体不适。

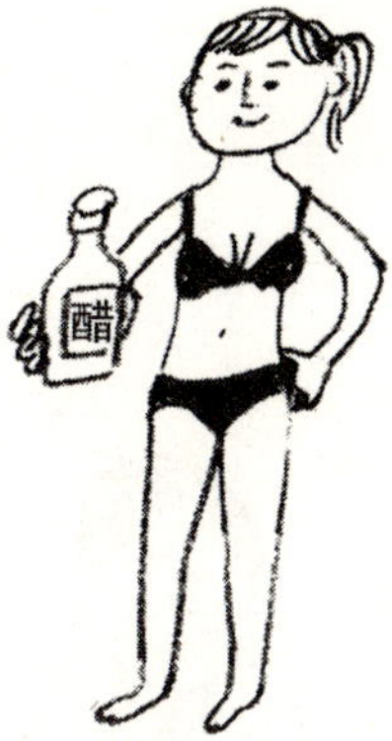

其实，应根据自己的体质和能量平衡状态，决定食物的种类、食用量和食用方法。喝醋减肥，也需饮用适量，才会达到预期效果。

• 注意

醋过量食用会导致火能量过剩，甚至引发血液、皮肤疾病。

• 变通法

醋可在室温下直接饮用，或掺入温开水中饮用，也可调入凉拌菜中食用。

• 一点通

其实，白开水才是促进新陈代谢和排泄的最佳饮品。两餐之间或就餐时，小口啜饮吧。一天饮用白开水700～800毫升，可实现健康减肥。

03　酸奶未必调节肠胃

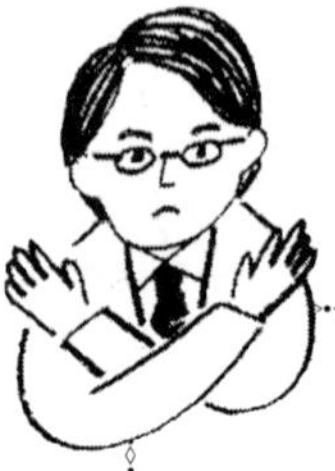

阿育吠陀诊断

对能量的影响	火、水能量过剩
对消化力的影响	变弱或过剩
气质类型	惰性

冰凉、难以消化

人们一般认为酸奶中的乳酸菌可以调节肠胃。

然而，就诊患者众多，却无一位因食用酸奶而肠胃变好的。相反，一直喝酸奶的人，大多身体偏寒、水分偏多，容易出现消化不良、便秘等。

酸奶一般都存放在冰箱里，取出来直接就喝，冰凉，口感黏稠、滞重。像这种冰凉且滞重的食物，惰性气质极强。体内惰性气质过强，身体就会呈寒性，消化力大大减弱。

酸奶是一种非常难以消化的食物，需要很强的消化力。然而现代人的消化力普遍偏低，而且，喜欢喝酸奶的人群中，又以女性偏多。而女性的消化力普遍低于男性。因而饮用酸奶却不能好好消化的人群大为增加。

转化成未消化物

酸奶在胃肠中不能充分消化时则会转化成未消化物。未消化物沉积体内，就会导致新陈代谢降低，从而引发疾病。酸奶转化的未消化物，特别容易沉积在颈部以下的关节中，导致关节机能下降，引发游走性关节炎等关节疾病。

不可否认，酸奶中的乳酸菌如果得到充分消化吸收，确实可调节肠胃，促进排便。但是，如果酸奶饮用后却得不到消化，则乳酸菌也就无法有效发挥作用了。

无视自己的身体状况而只着眼于食物的功效，这种看法其实是非常片面的。只有根据自己的消化力，选择合适的食物，才能有益健康。

稀释后饮用

不过，实在想喝酸奶时，可实践下面的食用方法：

在酸奶中加入白开水，充分搅拌，稀释到 5 倍左右。在印度，这是一种非常普遍的饮料（Lassi）。通过稀释和搅拌，酸奶的惰性气质减弱，更易于消化。另外，还可根据身体的能量平衡状态，在酸奶中适当加入盐、小茴香粉或砂糖等一起饮用。

饮用时间应在午餐后（消化力最强的时间段），避免在 15 点以后饮用。当然，即便是稀释的酸奶，也不可过量饮用。

在欧洲，人们自古以来就饮用酸奶。不过，一般都是牛奶在夜里发酵成酸奶，第二天早晨再加热后饮用。新鲜、温热的食物当然容易消化了。

而在日本，绝大多数人都是购买由工厂加工好的成品。同样是酸奶，其实质可大相径庭。日本人食用的是制作后放置一段时间、冰凉的酸奶。任何食物，制作后放置一段时间，都会变得非常难以消化。

还有，欧美人的消化力大多比日本人强。也许他们的身体条件本身就适合饮用酸奶吧。因此，在饮用酸奶上，日本和外国的条件迥异。

关注食物整体性

酸奶口感好、味道佳、饮用方便，受到很多人的偏爱。

如果为了一时之快而大量饮用酸奶，会出现什么后果呢？对身心的整体健康有益吗？

整体性关系到一个人一生的成长和幸福。有些东西，看似能给人带来幸福和成长，但却可能只是一时性的，最终带给人的却是不幸、痛苦或疾病。

对待食物，也应养成从整体性来看的习惯，而不仅仅是根据自己的好恶选择食用。要充分判断它最终带给自己的是幸福还是痛苦。

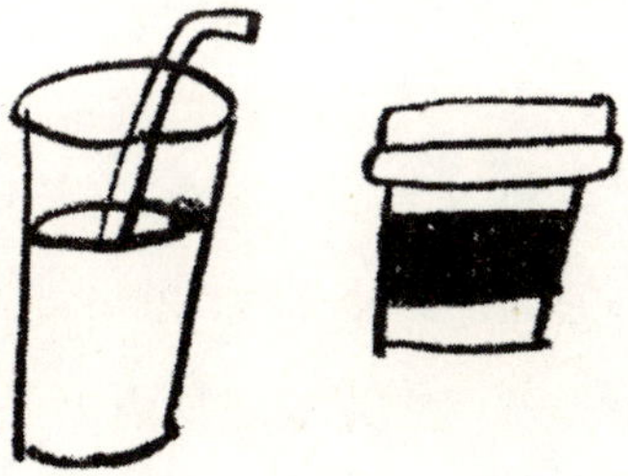

• 注意

稀释后的酸奶也应避免15点以后饮用。

• 变通法

消化力强时也可少量食用固体酸奶。

• 一点通

傍晚后，人体变得寒湿，身体中的各种管道也渐次收缩，消化力也变弱。因此，应避免食用酸奶、奶酪等黏湿、滞重的食物，以免转化为未消化物。

04　奶酪营养价值高

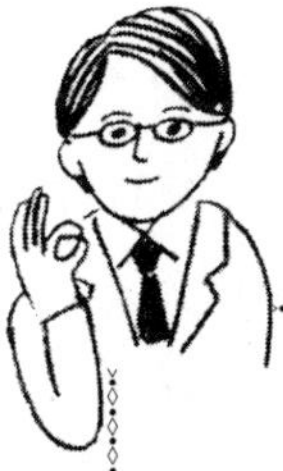

阿育吠陀诊断

对能量的影响	火、水能量过剩
对消化力的影响	变弱或过剩
气质类型	惰性

难以消化

奶酪富含钙质，是一种营养价值很高的食物。

阿育吠陀认为，人体由七大组织（Dhatu，包括血浆、血细胞、肌肉、脂肪、骨骼、骨髓和生殖器等）构成。奶酪具有增强肌肉、强壮整个身体的作用。

然而奶酪营养价值虽然高，却并不适合所有人食用。奶酪难以消化，只适宜在消化力强时食用。消化力弱或体内未消化物大量沉积的人，食用后会导致体内阻塞加重，身体不适愈加恶化。

食用热奶酪

奶酪应在消化力强的就餐开始时或午餐时食用。而且最好是热奶酪。应避免在就餐结束时或晚餐时食用。

在法国大餐中，奶酪有时会被当做饭后甜点。一不小心吃下去，胃会滞胀得难受。那是因为一顿大餐吃下来，消化力本已变弱，再吃滞重的奶酪，当然更难以消化了。

不能消化的东西就会转化成未消化物，在体内不断沉积，最终引发身体不适。

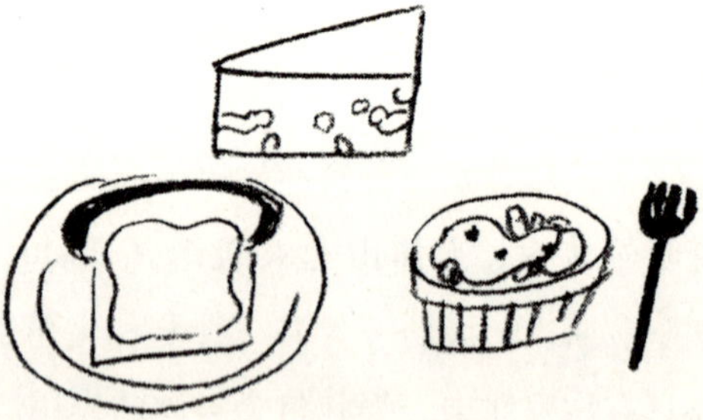

另外，酸味过重的奶酪会使身体的火能量和水能量过度增加，而充分发酵的奶酪又具有滞重的特点，特别不利于消化。因此，最好选择未发酵、新鲜、稍有酸味的奶酪，如农家奶酪（cottage cheese）等。

● 注意

奶酪酸味强、质地硬，特别难以消化，因而只可在消化力强时食用。

● 变通法

奶酪加热后食用更易于消化，如与蔬菜、肉类或切片面包一起烤后食用。

● 一点通

人体具有自我排毒能力，可以将未消化物排出体外。晚上太晚食用奶酪等难以消化的食物后，第二天早晨，舌头上就会出现一层黏稠的、发白的物质。这就是从体内排出的未消化物，即所谓的舌苔。可以用一种叫做“舌苔清洁器”的金属小刮刀将它刮去。如果在上午10点前未清除，未消化物又会被身体吸收回去。

05　牛奶有益生长发育

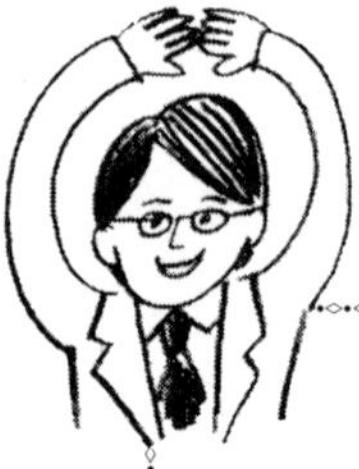

阿育吠陀诊断

对能量的影响	水能量过剩
对消化力的影响	变弱
气质类型	纯性

可迅速转化为生命能

喝杯热牛奶，是不是觉得舒坦、平和点儿？从前，孩子烦躁时，有给他们喝热牛奶的习惯。实际上，牛奶是一种有着神奇功效的食品。

牛奶饮用得法，会很快被身体吸收，转化为营养物质。一般饮用后 30 分钟至 1 小时，牛奶就可转化为生命能，让人充满活力。生命能积蓄越多，一个人就会由内到外感到满足、安宁，从而实现幸福、充实的人生。牛奶能迅速转化成生命能，是一种非常理想的饮品。

空腹时饮用

牛奶要充分发挥功效，还需注意以下几点：

首先，空腹饮用。胃里还混有其他食物时，消化会变慢，从而妨碍牛奶迅速转化成生命能。

其次，单独饮用。喝牛奶时尽量不要吃其他食物，这样效果更好。不过，喝牛奶时吃点儿面包、米饭、甜圈或饼干等谷物，也是可以的。

还可以在牛奶中加入米饭煮成温热的牛奶粥食用。同牛奶一样，谷物中的淀粉（糖）也很容易转化成生命能。两者一起食用，效果更佳。

最后，避免与酸味食物一起食用，例如水果、拌有调味汁的沙拉或酸奶等奶制品。

气质特点相差太大的食物同时食用会破坏心理的气质平衡。酸味食物活性气质强，而牛奶属纯性，两者气质迥异，若一起食用，会导致身体不适。

温开水稀释后饮用

凉牛奶不易消化，应饮用热牛奶。

消化力弱时，可用温开水稀释后饮用。牛奶本来就稍有滞重的特点，需要一定的消化力。用温开水稀释后，牛奶滞重的特点会减弱，更容易消化。

但是，消化力太弱时，应避免饮用牛奶。未消化的牛奶会转化成未消化物。而牛奶转化的未消化物易引发皮肤疾病。

对成人来说，生命能固然很重要，但对生长发育期的孩子来说，生命能更是他们实现幸福人生的保障。给孩子们吃零食时，可准备热牛奶、甜圈或饼干，让他们一块儿食用吧。当然，成人也应饮用牛奶，同样，饮用方法应正确。

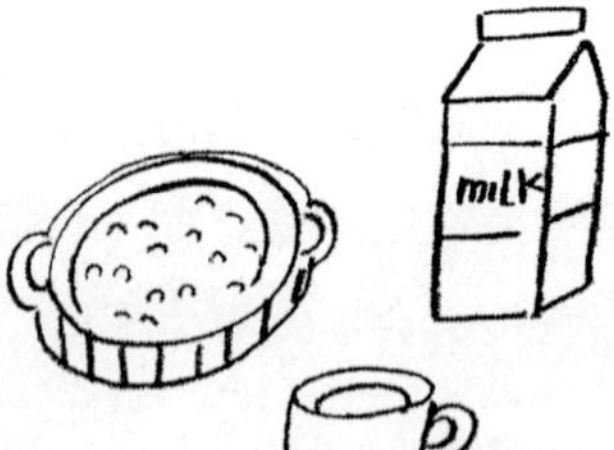

● 注意

避免饮用凉牛奶，或同酸味食物一起食用。

也避免与其他食物一起食用，例如牛奶浇汁的炖菜等。

● 变通法

单独饮用，或与含淀粉的谷物类一起食用。

空腹时，加热后饮用。一天饮用 1 ~ 2 杯。

● 一点通

热牛奶还有益皮肤。可进行牛奶浴，或用牛奶洗脸。皮肤会变得水润、光滑。

06　酒并非百药之长

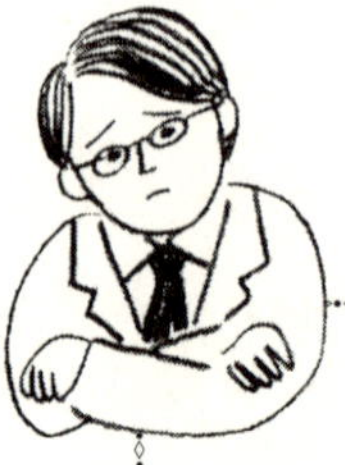

阿育吠陀诊断

对能量的影响	风、火、水能量过剩
对消化力的影响	变弱、过剩或不稳定
气质类型	活性

大量饮酒，消耗生命能

喝酒对身心都没有好处。这是由酒本身的特点决定的。包括日本清酒在内，所有的酒都具有热、燥、烈等特点。

而生命能的特点为冷、重、柔、甜等，与酒的特点正好截然相反。因此，酒喝得越多，生命能消耗越大。

生命能让人充满活力，容光焕发，而酒却正好消耗它，因而容易破坏身心平衡。

气质包括纯性、活性和惰性等三种。酒类纯性气质弱，活性气质强，因而饮酒容易导致心理的气质平衡恶化，从而出现情绪不稳。科学研究也证明，饮酒量和大脑神经细胞的破坏程度成正比。

但是，一般认为饮酒可以放松交感神经、降低血压。酒也因此被称为百药之长。然而，这种效果只是暂时的、片面的。放眼整个人生，酒类对身心到底有益还是有害，还需三思。

人越健康，越无饮酒欲望

耐人寻味的是，一个人越是身心俱疲时，越想喝酒。

酒精可以令人暂时兴奋，淡化心中的不安和痛苦。然而，在虚弱状态下饮酒，身心只会更加虚弱，以至陷入恶性循环。

相反，人越健康，越无饮酒欲望。

戒酒时，可有意识地食用一些易于转化成生命能的食物，或培养自己的兴趣爱好。一个人体内生命能增加，就会重新充满活力。不知不觉中，对酒的欲望也消失了。

尽量在午餐时饮用

酒，当然是不饮为佳。然而，实在馋酒时，可选择在午餐时饮用，以最大限度减少对身体的损害。

午餐时最容易获得满足感，饮酒也格外香。心里感到满足，少量饮酒就可尽兴。只要不是酒瘾特别大，晚餐时一般就不会再想喝了。

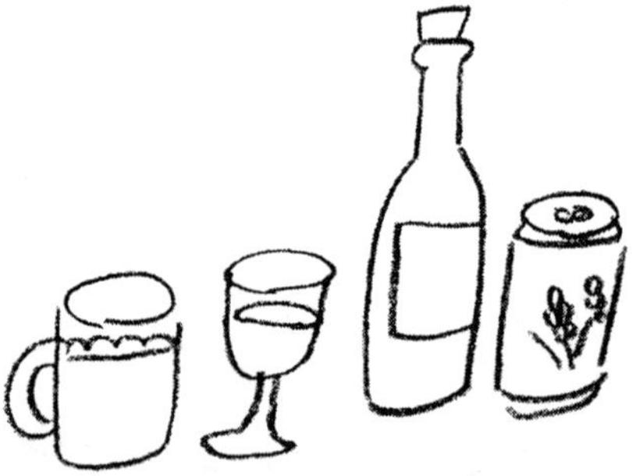

● 注意

饮酒时佐以肉类、鱼类或油炸食品等，会使肝脏负担加重。

泡澡时身体发痒，则表明酒精已对肝脏造成损害。

饮酒越多，生命能破坏越大，身心越容易失衡。

● **变通法**

避免在料理中使用酒类调味。即便酒精成分挥发，料理中也会残留酒的特点。

● **一点通**

饮酒后，间隔一段时间喝一杯热牛奶吧。牛奶生命能高，可以起到排毒的作用。

07　蜂蜜可增进活力

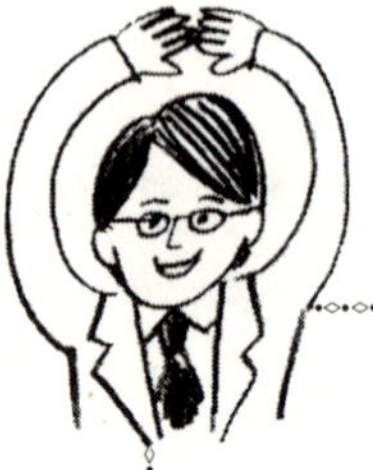

阿育吠陀诊断

对能量的影响	风能量过剩
对消化力的影响	不稳定
气质类型	纯性

理想的保健食品

自古以来，蜂蜜就是保健食品，对人体非常有益。

但并不是什么蜂蜜都有益健康。只有纯性蜂蜜（未加热蜂蜜）富含生命能，可排除体内毒素——未消化物，并增进活力。

蜂蜜还有缓解疲劳的效果。蜂蜜中 90% 以上为单糖类物质，它们无需胃肠消化，可直接由血液吸收，因而可迅速缓解疲劳。蜂蜜还可为大脑提供营养。马拉松选手饮用的运动饮料，大多加有蜂蜜，也是这个原因。

蜂蜜纯性气质强，还有利于增强心理的充实感，并促进生长发育。

此外，蜂蜜还可以调节水能量平衡，对水能量过剩引起的疾病也有很好疗效。例如，糖尿病就是水能量过剩导致的疾病，很早以前，就有用蜂蜜来治疗糖尿病的食疗法。一般来说，甜味食物可使血糖上升，糖尿病人应控制甜食。但是，纯性蜂蜜却是例外。

不可加热食用

蜂蜜虽是理想的保健食品，却应注意食用方法。蜂蜜加热到40℃以上时，食用后就会转化成未消化物。

蜂蜜具有热的特点。同是甜味食物，砂糖却属凉性。砂糖摄取过多，身体会变寒。而食用蜂蜜，身体却不会变寒。在众多甜味食物中，蜂蜜是唯一可暖和身体的食物。

蜂蜜本是热性，如果再加热，热的特点就会过度，从而转化成活性。这样，就不再是纯性蜂蜜了。

因此，热茶、糕点中加热后的蜂蜜，都会在体内转化成未消化物。在热柠檬茶中加入蜂蜜饮用，也对身体有害。

蜂蜜的未消化物，难以清除

食物未充分消化而产生的未消化物，具有黏稠的特点，容易阻塞人体内的各种管道。

清除体内未消化物，饮用白开水是很好的办法。它可以暖和身体，促进新陈代谢。但是，蜂蜜形成的未消化物本身却具有热的特点。体温升高时，它的热性只会更强。因此，蜂蜜形成的未消化物是无法以白开水清除的，它只会一直残留在体内。

未消化物沉积在体内会逐渐带有热的特点。而蜂蜜转化成的未消化物从一开始就是热性的。因此对身体来说，它的沉积更是雪上加霜。

未消化物蓄积最终会破坏身体组织，引发癌症等重大疾病。因此，食用蜂蜜时，一定不可加热。

两餐之间食用

蜂蜜最好在两餐之间单独食用。应尽量避免与其他甜味食物一起食用，否则会导致水能量过剩。

蜂蜜可直接食用，也可冲入40℃以下的温开水中，再加入柠檬汁饮用。蜂蜜柠檬汁饮料具有很高的排毒能力。在两餐之间饮用，既可补充营养，还可净化肠胃，起到减肥的效果。

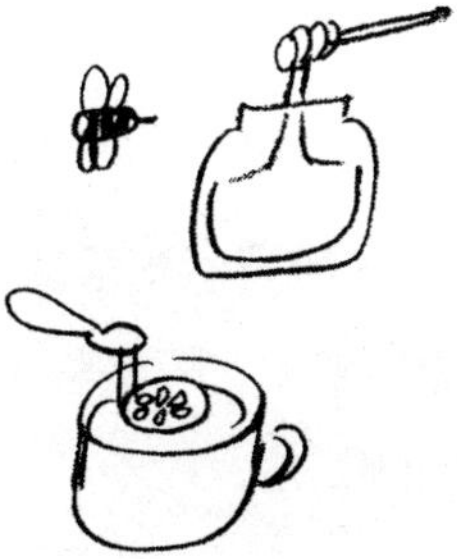

● 注意

不可加热到40℃以上，否则食用后会转化成未消化物。也不可与谷物一起食用，否则会导致水能量过剩。

● 变通法

两餐之间单独食用，一天摄取量最多为二三勺。

● 一点通

枫糖浆可以加热食用。虽然它不会转化为未消化物，但也没有蜂蜜的保健作用。

08　自然成熟的水果有益健康

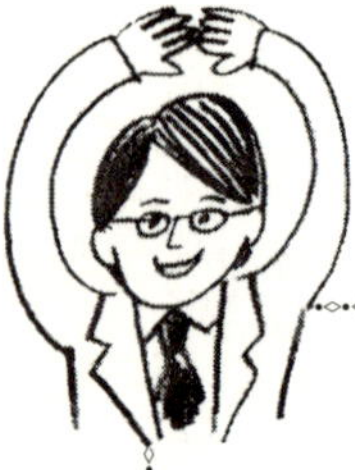

阿育吠陀诊断

对能量的影响	风、火、水能量平衡
对消化力的影响	变强
气质类型	纯性

富于滋养

在阳光照射下自然成熟的水果不仅美味，还可调节身心平衡，是极佳的食物。阿育吠陀甚至将自然成熟的水果称为“完美的食物”。

水果，从种子开始，经过发芽、出茎、生长、开花、受精，然后结果。果实在阳光的照射下生长、发育、成熟，最后落地，再变成种子。只有整个生长过程顺利，水果才得以成熟，成为完美的食物。

自然成熟的水果富于滋养，可增强人的神经和生理机能。

如果水果还未完全成熟就收割，结果会怎样呢？

例如，香蕉通常还未完全成熟，尚呈绿色时就被摘下来。它放置一段时间后，会渐渐变黄、变甜。当然，这并不是自然成熟的水果。人们食用生长期被中断的水果，身体也会受到未成熟物质的影响。它不但不能滋养身体，反而会转化成未消化物沉积体内。

不仅是水果，所有食物都是自然成熟的最好。

傍晚，空腹时食用

人们一般认为水果会让身体变寒，但是在阳光照射下自然成熟的水果，即便生吃也不会使身体变寒。

水果最好在 15 点左右、空腹状态下食用，例如吃半个苹果等。要注意适量。早餐应避免食用水果，否则水果中的糖分、水分会增加体内的水能量。晚餐后，特别是间隔一段时间后再吃水果，水果则很容易转化成未消化物。

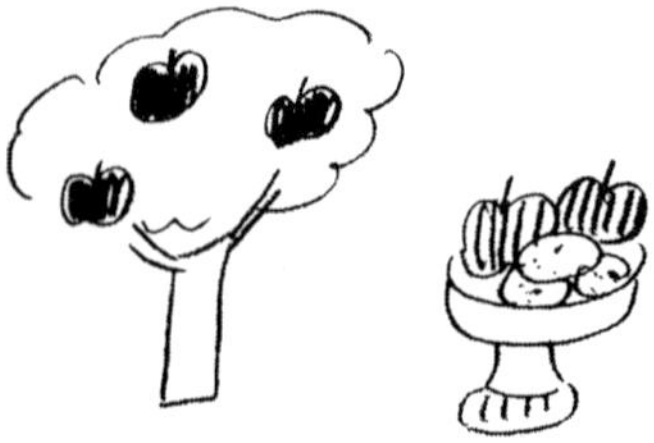

● **注意**

柑橘类酸味水果易导致火能量过剩，而香蕉、网纹瓜、桃等甜味水果则易导致水能量过剩。

● **变通法**

自然成熟的新鲜水果可直接食用。它们不宜放在冰箱内冷藏后再食用。

● **一点通**

自然成熟的水果制成的水果干也不错，如枣椰子干就可增加生命能。

早餐吃香蕉减肥的方法却不可取。香蕉水能量高，而且大多是在未成熟时即被采摘的。每天食用香蕉会有害健康。

09　餐后饮绿茶有助消化

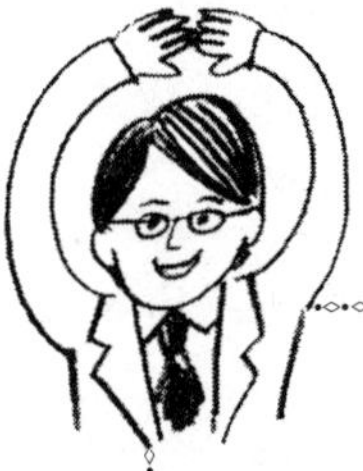

阿育吠陀诊断

对能量的影响	风、火能量过剩
对消化力的影响	不稳定或过剩
气质类型	活性

就餐的味道顺序

就餐结束前吃一点儿苦味或涩味的食物有利于身心平衡。绿茶有苦味和涩味，餐后饮一杯，有益健康。

阿育吠陀认为，就餐应遵循一定的顺序（味道顺序）：

就餐开始时，胃处于空腹状态，消化力强，可食用滞重、油腻、甘甜、味道浓厚等难以消化的食物。

就餐过程中，消化力逐渐减弱。这时，可少量食用辛辣或咸味的食物，以提高食欲。

就餐结束前，可以食用苦味、涩味或蔬菜汤等清淡的食物。这样，在获得满足感的同时，就餐也轻松结束了。同时还可防止过量饮食，也有助于消化。从食物中获得满足感，还可带来心理平衡，稳定情绪。

但是，在餐后大量摄取水分会影响消化，切忌过量饮用。

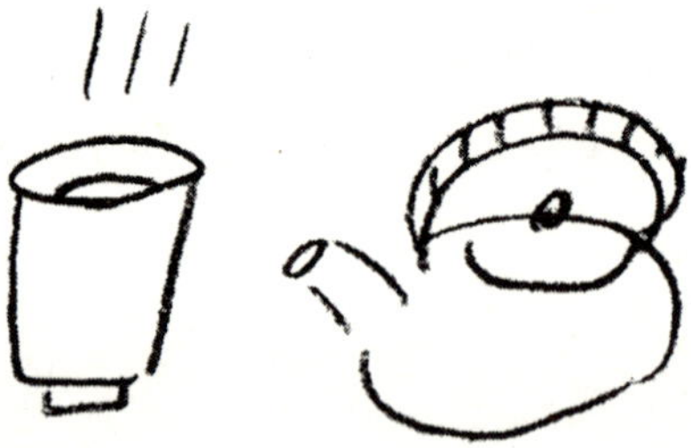

- **注意**

风能量过剩的人 15 点以后应避免饮用绿茶。

- **变通法**

餐后少量饮用。

● 一点通

苦味食物可降低火能量和水能量，增加风能量。因而火能量和水能量强的人可饮用绿茶，也可食用苦味或涩味的绿叶蔬菜。

10　隔夜的咖喱并不可口

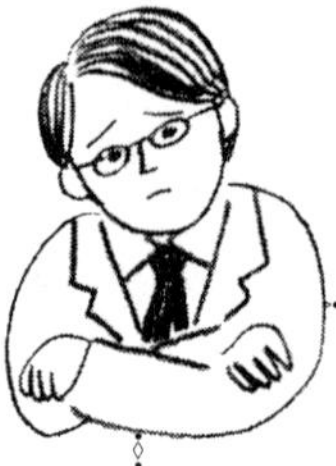

阿育吠陀诊断

对能量的影响	水能量过剩
对消化力的影响	变弱
气质类型	惰性

久置的料理，惰性气质强

“隔夜的咖喱更可口”，有这样的说法吧？实际上，隔夜的咖喱味道并不好。

正如米饭一样，无论什么料理，都是刚出锅时味道最好，而且有益健康。料理制作后放置一段时间，惰性气质就会增强，自然也不会可口了。

为什么有人会觉得隔夜的咖喱更可口呢?

那是因为一个人心理的惰性气质增强时，他就会觉得惰性气质强的食物可口；活性气质强时，自然也会觉得活性气质强的食物可口。

保持对口味的分辨力

一个人心理的活性或惰性气质过强、气质平衡恶化时，他就无法判断食物是否真正可口。这种状态被称为“理性的误区”。

这时，一个人完全迷失气质平衡时的自我，无法正确认识自己当前的状态，因而只是一味嗜食惰性或活性气质强等无利于心理平衡的食物。

甚至在周围的人指出“那种食物既不可口，又无益于身体”时，他也可能充耳不闻，依然故我。长此以往，他最终会罹患疾病。

一个人应坚持食用纯性气质强或生命能高的食物，食用新鲜料理，注意保持自己对食物口味的分辨力。

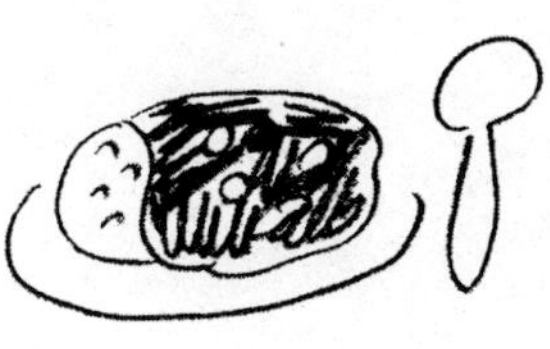

● **注意**

料理制作后放置一段时间，惰性气质就会增强，从而有害身心平衡。

● **变通法**

隔夜的咖喱尽量就着白开水、新鲜米饭一同食用。

● **一点通**

印度人经常食用咖喱，但绝不会吃隔夜的。他们只吃刚出锅的、热乎乎的咖喱。

❖专栏 1

印度酥油的制作方法

印度酥油（Ghee）由无盐黄油提炼而成，纯性气质强，可增加体内的生命能，调节风、火能量平衡，增进健康和幸福。

准备材料和器具

无盐黄油、锅、勺子、纱布、碗、玻璃瓶。

制作方法

（1）锅内放入无盐黄油，中火加热。

（2）黄油融化后呈金黄色、上面浮起一层白色奶油时，改用小火。用勺子舀去上面的奶油，直至奶油泡沫完全清除（注意不可搅拌）。

（3）当酥油变得透明，散发出甜香味、锅底开始发焦时，关火。

（4）酥油冷却后，用纱布过滤几次，装入玻璃瓶中保存。

使用方法

（1）作为食用油，用于各种料理。

（2）失眠时，涂抹前额，有利入睡。

（3）涂于烧伤部位，可缓解疼痛，有利于创口愈合。

（4）涂于皮肤炎症处，有利痊愈。

（5）眼睛疲劳、模糊或发干时，涂于眼皮可缓解症状。

第二章 餐桌食品 细思量

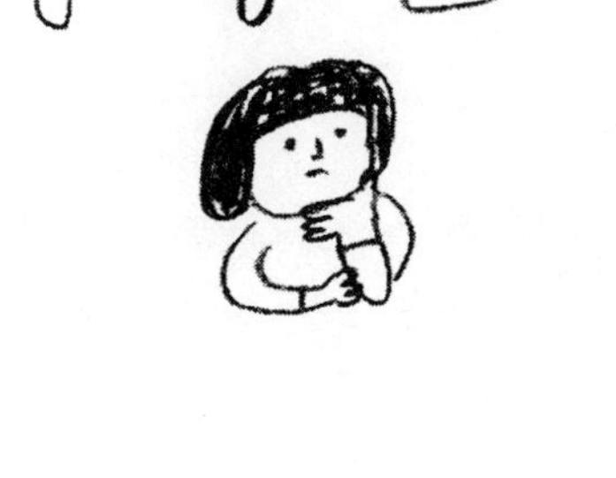

01　肉类并不能迅速增进活力

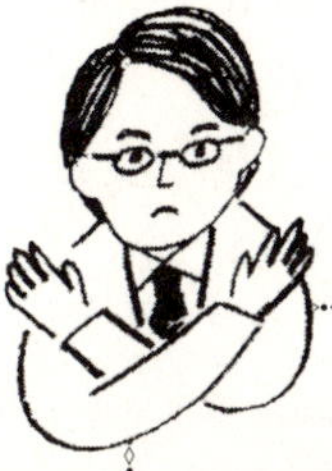

阿育吠陀诊断

对能量的影响	火、水能量过剩
对消化力的影响	变弱或过剩
气质类型	活性、惰性

肉类转化为生命能，时间长

从长期来看，肉类如果得到充分消化，确乎可以增进活力。但诸如“明天要开运动会，吃点烤肉增进活力”这种临时抱佛脚的做法，绝对是错误的。

实际上，肉类需花较长时间才能转化成生命能。例如，牛肉、猪肉等就需 2 ~ 3 周的时间。肉类是非常难以消化的食物。

如果在运动会 2 周前食用肉类，充分消化，也许可增进活力。但在前一天吃，那就毫无意义了。而且，身体反而会变得沉重。

想要迅速增进活力，刚做好的新鲜米饭才是最佳选择。碳水化合物可在短时间内转化为生命能。

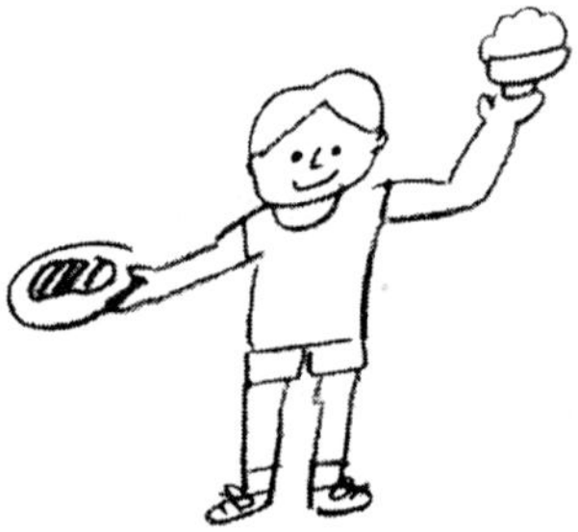

● **注意**

每天食用，身体反而会变得沉重，容易疲劳。过量食用，则可能出现情绪不稳、烦躁、倦怠乏力等。

● **变通法**

尽量在午餐开始时食用并细嚼慢咽，可涮火锅、水煮等，以去掉一部分脂肪。

● **一点通**

碳水化合物的食物，尤其是米饭可迅速增进活力。

02　鱼类并非健康食品

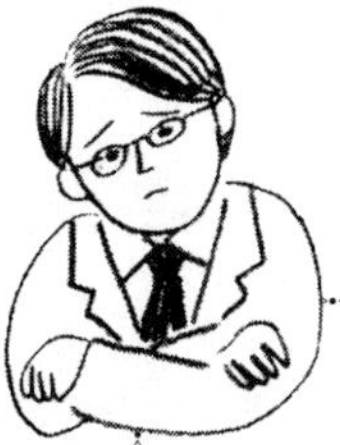

阿育吠陀诊断

对能量的影响	火、水能量过剩
对消化力的影响	变弱或过剩
气质类型	活性、惰性

鱼类脂肪，难以消化

人们一般认为鱼类比肉类脂肪少，吃了不容易发胖，而且鱼类含有较多有益健康的成分。其实这种看法是错误的。

实际上，肥的鲭鱼与同等重量的牛肉或猪肉相比，所含热量更高。而且，鱼类的脂肪非常难以消化，会严重增加肝、胆的负担。肝、胆是负责消化、分解动物性脂肪的器官。

鱼类的水能量高，滞重性强，因而难以消化。在实际诊疗中就常常发现，有患者甚至数天前摄入的鱼类脂肪还未消化，仍然残留体内。有时甚至可向患者确认："3 天前吃了金枪鱼寿司吧？"

也许鱼类含有众多有益健康的成分，可如果不能得到消化、吸收、代谢，又有什么效果呢？

煮或涮着吃

吃鱼时最好选择白色肉质的鱼。可煮或涮着吃，尽量去掉脂肪。烤鱼仍然残留大量脂肪，应尽量避免食用。

而生鱼片等生吃的方法也会使身体变寒。寿司中的生鱼片通常脂肪含量也高，应尽量少吃。

实在想吃生鱼片或肥鱼时，可就着白开水食用，以促进消化。也可啜饮加有姜丝的热开水（热姜茶）。

另外，莲藕不可和鱼一同食用。莲藕有丝，黏性重，具有水能量的滞重特点。而鱼的水能量也高，两者一起食用，体内的水能量就会过度增加，从而有损健康。

煮鱼也要注意配菜的特点。可配以油菜、西兰花、芦笋等绿色蔬菜，或萝卜、胡萝卜、芜菁等根茎类蔬菜。

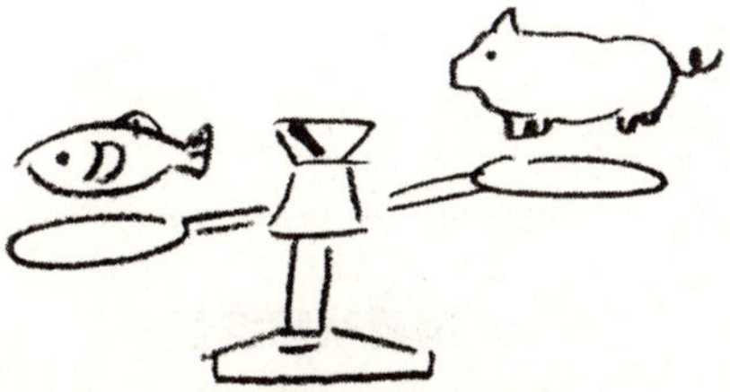

● 注意

生鱼片和肥鱼都难以消化，应避免食用。

● 变通法

鱼应煮或涮着吃，并尽量选择白色肉质的鱼。

● 一点通

姜可分解脂肪。煮鱼时一般都加入姜，可不只是为了去除腥味。

03 鳗鱼未必消解疲劳

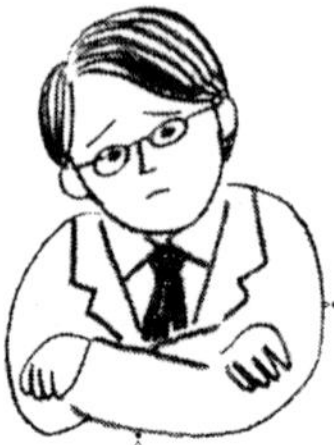

阿育吠陀诊断

对能量的影响	火、水能量过剩
对消化力的影响	变弱或过剩
气质类型	活性、惰性

鳗鱼，水能量高

在日本，有夏至前吃鳗鱼的说法。人们一般认为鳗鱼可以增进活力。然而疲劳时食用鳗鱼可是大忌。

鱼类，特别是粘滑的鳗鱼，水能量非常高。烤鳗鱼时，表面上冒出的一层脂肪泡沫，就是水能量高的表现。水能量高的食物，是非常难以消化的。

疲劳时消化力变弱。晚餐时食用鳗鱼，则更难以消化。它会转化成未消化物，不仅不能增进活力，反而会加剧身体不适。

鳗鱼热量高，营养丰富，在消化力强时食用，或许对身体有益。

鳗鱼速焖，可去掉一些脂肪，也更容易消化。虽然烤鳗鱼也可去掉部分脂肪，但效果并不好。

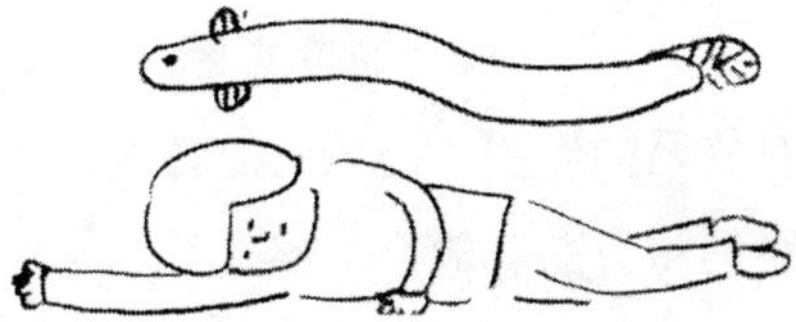

● 注意

消化力弱、食欲差时，应避免食用。

● 变通法

速焖，尽量在消化力强的午餐时食用。

● 一点通

热牛奶和生蜂蜜可有效缓解疲劳，但应在空腹时饮用。

04　土豆炖肉无益健康

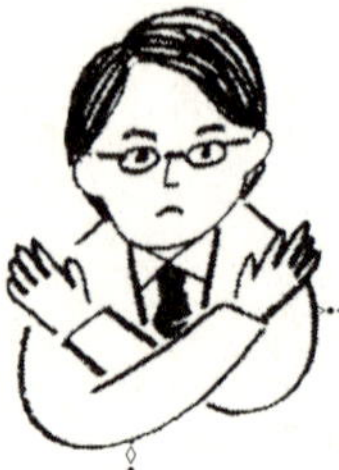

阿育吠陀诊断

对能量的影响	风能量过剩
对消化力的影响	不稳定
气质类型	活性、惰性

含有毒素

众所周知，土豆长出的芽有毒。实际上，即便是未发芽的土豆，在本质上也有这样的特点。

土豆的毒素，人体不能消化。它会转化成未消化物沉积体内。

土豆的未消化物易沉积在后脑部或颈部，可影响神经系统的稳定，例如出现情绪不稳、烦躁等。

土豆是碱性食品。人们一般认为用它作为肉类的配菜，可发挥抗氧化作用。但是，土豆本身含有毒素的特点，如大量食用，它对健康的影响却是弊大于利的。

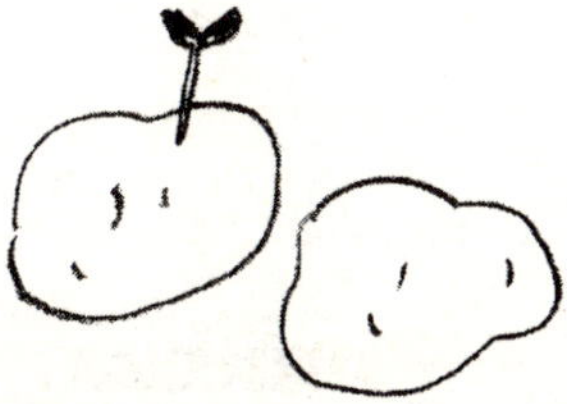

● 注意

实践冥想等精神修行的人应避免食用。

● 变通法

适量食用，不可生吃。

● 一点通

5 岁以下的孩子可少量食用，因为土豆含有有利于生长发育的物质。

05　菌类并非健康食品

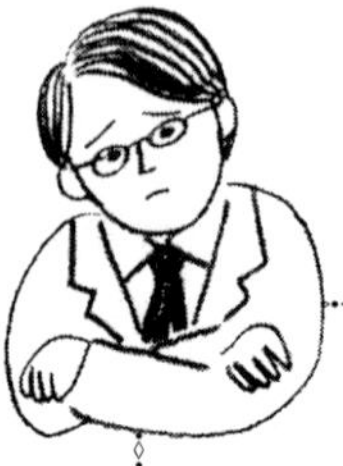

阿育吠陀诊断

对能量的影响	风、火能量过剩
对消化力的影响	不稳定或过剩
气质类型	活性

易烦躁

菌类活性气质极强，容易破坏神经系统稳定。一个人过量食用菌类，就会变得烦躁，甚至具有攻击性。

众所周知，有毒的菌类含有可使神经出现异常的成分，会使身体出现麻痹或麻木等症状。其实，即便是无毒的菌类，在本质上也有这样的特点。当然，少量食用，神经系统不会立即出现异常。但是，长期大量食用，则会严重破坏心理的气质平衡。而且，菌类也不会转化成生命能。

如果单从“不含热量，吃了不会发胖”这一点来看，菌类确乎是健康食品。但是，从整体健康的角度来看，菌类活性气质太强，因而绝不算是健康食品。

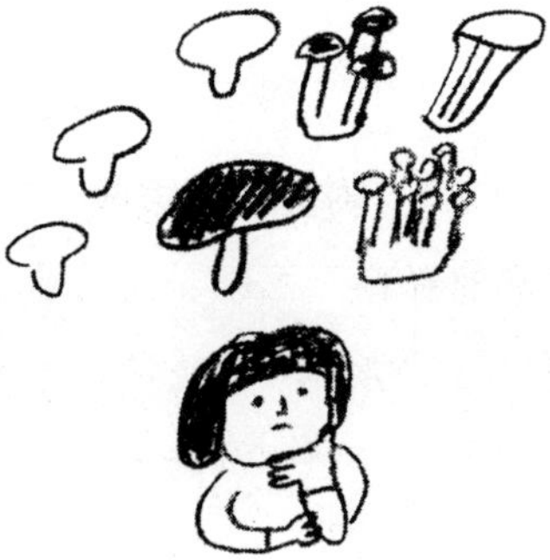

● 注意

长期大量食用，会导致神经系统不稳定。

● 变通法

切忌过量食用。

● 一点通

据说勤于冥想或坐禅等的僧人一般不食用菌类。

06 葱类并非健康调味品

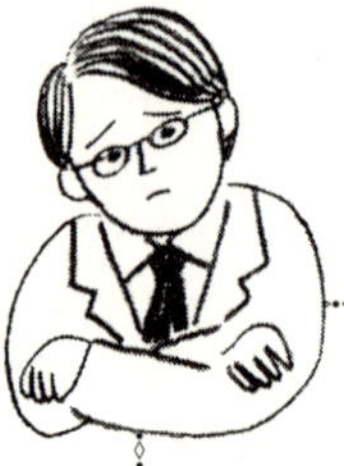

阿育吠陀诊断

对能量的影响	风、火能量过剩
对消化力的影响	不稳定或过剩
气质类型	活性

加热煮熟后食用

过量食用洋葱或大葱会出现情绪不稳，易烦躁等症状。葱类味道辛辣，应切忌生吃。辛辣味活性气质强，会破坏神经系统的平衡、情绪的稳定。

葱类的辛辣味可提味，还可促进血液流动，在一定程度上是有益健康的。但是，从身心的整体健康来看，它并不算是健康调味品。

那么，健康的食用方法是什么呢？可将葱类充分加热煮熟，出甜味后再食用。印度酥油可中和葱类的活性气质，可用来炒食。

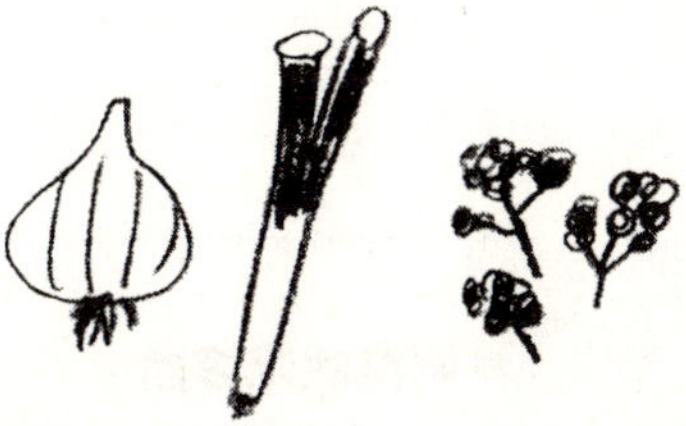

● 注意

不可生吃，也不可过量食用。实践冥想等精神修行的人应避免食用。

● 变通法

充分加热煮熟后食用，或用印度酥油炒食。

● 一点通

西芹可代替葱类为料理增味。将西芹切碎炒至浅褐色，加到蔬菜汤或炒菜中，可是别样美味。

07 大蒜可增进活力

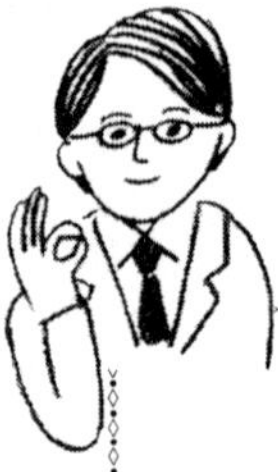

阿育吠陀诊断

对能量的影响	风、火能量过剩
对消化力的影响	不稳定或过剩
气质类型	活性

用印度酥油炒食

大蒜具有良好的保健功能。食用大蒜，可消除疲劳，增进活力。例如，产后的妇女食用，身体可迅速恢复。

但是，一定要注意大蒜的食用方法，切忌生吃。大蒜的辛辣味属活性气质，若直接食用，则会破坏身心平衡。

印度酥油可中和大蒜的活性气质，可用来炒食。这样，人体就可充分吸收大蒜中的营养物质。

牛奶也可中和大蒜的活性气质。在牛奶中加入大蒜，煮开后一同食用，可增进活力。这可是制作方便的活力饮料。不过，牛奶中的蒜味很强，外出之前应避免饮用。

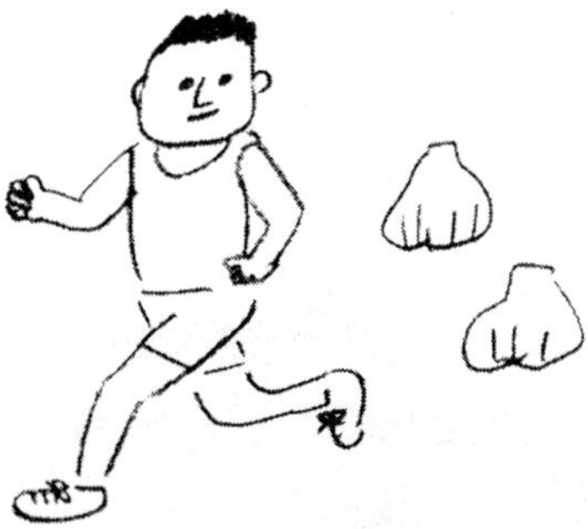

● 注意

不可生吃。

● 变通法

可用印度酥油与蔬菜一同炒食。也可加入牛奶中，煮沸后一同食用。

● 一点通

作为调味品，大蒜油深受人们喜爱。有油又有大蒜，看似有益健康，可实际上却非常难以消化，应避免食用。

08　黏性食物无益健康

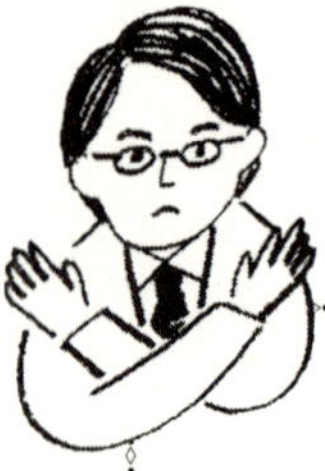

阿育吠陀诊断

对能量的影响	水能量过剩
对消化力的影响	变弱
气质类型	惰性

引发花粉症

黏性、韧性的食物总容易给人有益健康的印象。实际上这是非常错误的。

日本人一般偏好的食物大多具有黏、糯、韧或肥嫩的特点。例如纳豆、山药、年糕、新米、金枪鱼的中腹部、海胆、含脂肪多的烤鱼、霜降牛肉等。此外，还有不少人喜欢布丁、酸奶、香蕉等黏稠状食物。

这些黏性、韧性食物，水能量都很高。水能量具有滞重、黏稠、肥嫩的特点。长期大量食用水能量高的食物，体内的水能量就会过度增加，从而阻塞体内的各种管道，引发疾病。花粉症就是水能量过剩而引发的典型疾病。此外，还有特异性皮炎、慢性副鼻窦炎、支气管哮喘、糖尿病等。

特别是儿童，更易患上水能量过剩的相关疾病。

儿童一般都喜食甜品，而砂糖的水能量就非常高。近年来，越来越多的儿童深受特异性皮炎或糖尿病折磨，可谓与水能量普遍过剩大有关系。

成人体内水能量过剩，还易患脑中风或心肌梗塞等血管阻塞的疾病。

特别应避免盐分大的黏性食物，否则火、水能量都容易增加，容易患上高血压。水能量过剩，会导致低压上升；而火能量过剩，则会导致高压上升。

当然，也没有必要完全杜绝黏性食物。偶尔适量食用并无大碍。但是，应谨记：过量食用黏性、韧性食物，后果不堪设想。

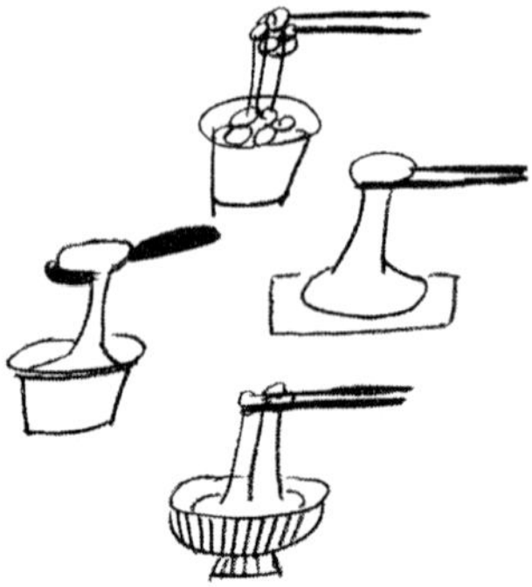

● **注意**

山药糊和生鱼片皆可致水能量过剩，应避免两者一起食用。

● **变通法**

不可晚餐食用，也不可每天食用，一定要适量。

● **一点通**

日本四面环海，湿气大，水能量容易过剩。曾有一位访日的印度阿育吠陀大师感慨："日本的水能量真多啊。"问及原因，原来随处可见的杂草，大多都具有增加风能量、降低水能量的特点（植物有调节土地能量平衡的功能）。自然本身真是具有调节环境平衡的神奇功能啊！

09 橄榄油有益健康

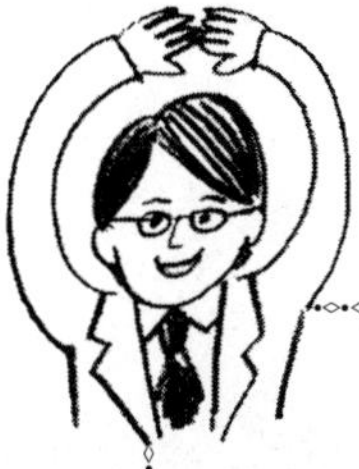

阿育吠陀诊断

对能量的影响	火、水能量过剩
对消化力的影响	变弱或过剩
气质类型	纯性、活性

调节火能量平衡

阿育吠陀认为，橄榄油可增加体内的火能量，暖和身体，是一种有益健康的食用油。虽然葵花籽油更容易消化，但橄榄油似乎使用得更普遍。

食用油虽然种类很多，但亚麻籽油和红花油并不适合食用。它们与人体的生理机能并不相宜，在阿育吠陀中，并不是食用油。

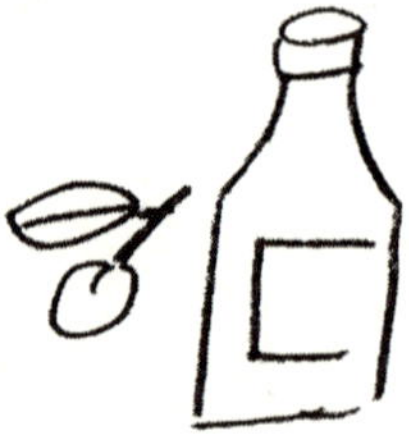

● **注意**

火能量正常、水能量过剩，消化力弱的人，可改用葵花籽油。

● **变通法**

可以炒食蔬菜。

● **一点通**

有的人偏爱葡萄籽油。不过，葡萄籽油较难消化。消化力弱时，应避免食用。

10 芝麻油无益健康

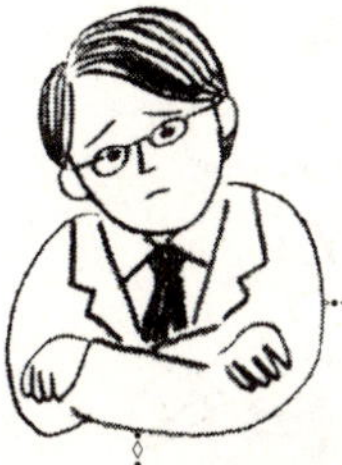

阿育吠陀诊断

对能量的影响	火能量过剩
对消化力的影响	过剩
气质类型	纯性、活性

引发皮肤和眼睛疾病

芝麻油会过度增加体内的火能量。过量食用，容易引发皮肤和眼睛疾病。

在阿育吠陀中，芝麻油并不是食用油，但却作为护理用按摩油使用。芝麻油火能量高，用来按摩，可以暖和身体。

芝麻油食用时对眼睛有害，但用来按摩头部时，却可缓解眼睛疲劳。注意，不可涂抹到眼皮上，更不能误入眼里，否则会火辣辣地疼。

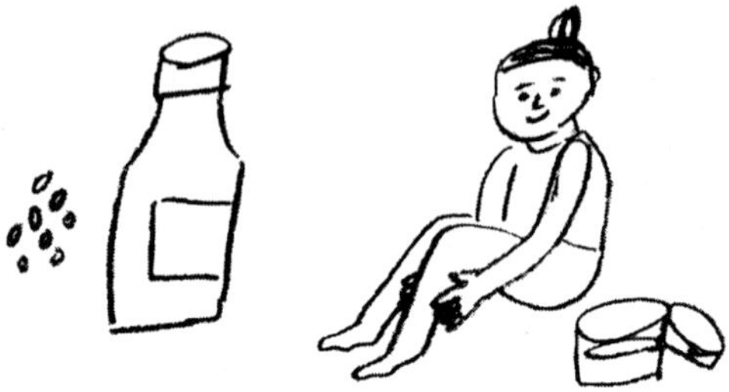

● 注意

有皮肤疾病或眼睛疾病的人，尤其应避免食用。

● 变通法

不可作为食用油。

● 一点通

如果芝麻油不慎进入眼里，可马上滴入印度酥油，疼痛立刻可解。

第三章

饮食方式益身心

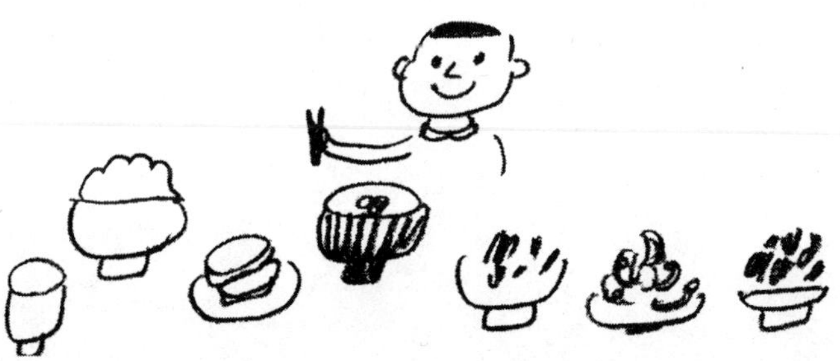

01　每天饮水量不可超过 1 升

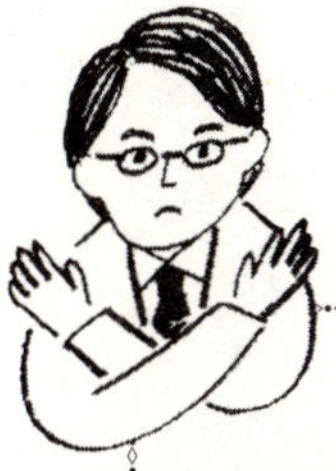

阿育吠陀诊断

对能量的影响	风、火、水能量过剩
对消化力的影响	变弱、过剩或不稳定
气质类型	惰性

大量饮水，身体消耗

水的确是人体所必需的，但直接饮用会使身体变寒。

一个人消化力强时，每天适量饮水也许无碍。但坚持一天饮水 1 升以上，消化力则会被削弱，体内的营养也会流失。长此以往，身体消耗就会加剧。

大量饮水减肥的方法是有害健康的。

一天饮用白开水 700 ~ 800 毫升，则有利于提高消化力，净化肠胃。

白开水，净化肠胃

早晨，起床后烧好白开水，然后趁热先喝上一杯，不仅可暖和肠胃，提高消化力，还可促进排泄。

午餐和晚餐时，也应配合进食各饮一杯。吃一口饭或菜，再喝一小口白开水，交替进行。

最初的一两个月，在进餐以外的时间也可以不时啜饮白开水，以提高消化力，净化肠胃。

而在工作或外出时，可将早晨烧好的白开水装入保温瓶中，随身携带。饮用时，倒在杯子里，趁热喝。

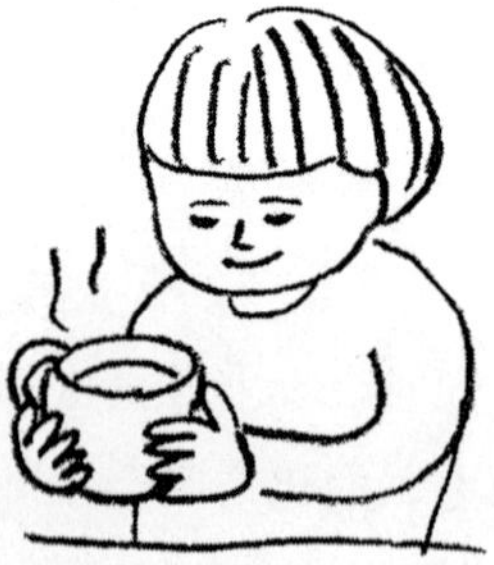

● **注意**

坚持每天饮用白开水1升以上，则肠内营养会流失，造成身体消耗。一天的饮用量以700～800毫升为宜。

● **变通法**

水充分烧沸制成白开水，适量饮用。进餐时，饮用一杯白开水可提高消化力。

● **一点通**

消化力弱、肠内未消化物沉积人，刚开始饮用白开水时，可能觉得寡而无味，甚至难以下咽。这是白开水流入肠内未消化物沉积的部位产生堵胀的感觉所致。不过，坚持饮用，未消化物逐渐排出体外、肠道得到净化后，也就觉得白开水好喝了。因此，白开水越是难以下咽，越应坚持每天饮用，直到觉得好喝为止。

02 蔬菜沙拉不可多吃

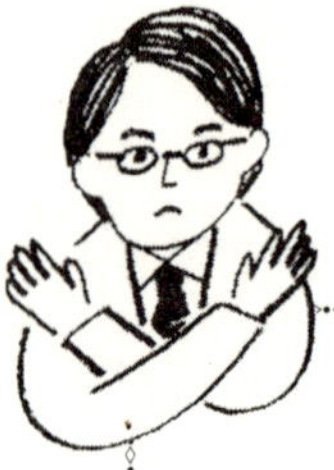

阿育吠陀诊断

对能量的影响	水能量过剩
对消化力的影响	变弱
气质类型	活性

身体变寒

蔬菜应每天食用，但大量食用蔬菜沙拉则会危害健康。生蔬菜水能量高，若每天大量食用，身体就会越来越寒，以至肠胃功能变弱，无论吃什么，消化、吸收都不理想。

蔬菜含有对人体有益的营养成分。但是，如果它不能得到充分消化吸收，也就无益健康。而且，生成的未消化物还会导致营养失调，甚至引发疾病。

蔬菜最好的食用方法是加少量的水速焖。这样食用，不会增加体内的水能量，而且有利于消化。

风能量或水能量强的人，蔬菜一定要加热食用。这样更有利于营养吸收。

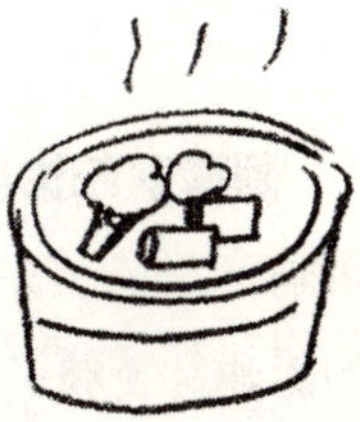

● 注意

生蔬菜直接食用会使身体变寒。

● 变通法

蔬菜最好速焖，也可加少量的油炒食。

● 一点通

鱼类和肉类也是速焖比较好。这还可去掉一些脂肪，也更有利于消化。

03　食用新鲜米饭

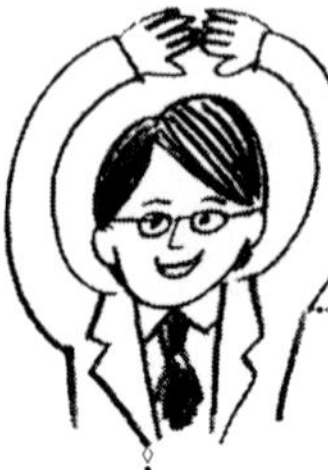

阿育吠陀诊断

对能量的影响	风、火、水能量平衡
对消化力的影响	变强
气质类型	纯性

富含生命能

刚做好的米饭非常有益健康。

首先，料理以刚做好的最佳。经过充分加热的料理，非常容易消化。

其次，刚做好的料理富含生命能，纯性气质强。而大米本来就富含生命能，纯性气质强。因而新鲜米饭更是兼具两者之功。

而制作后放置一段时间、冷却了的料理，会越来越难以消化。料理放置时间越长，所含生命能越低，纯性气质也越弱。

若一个人总是食用久置的料理，则心理的惰性气质会增强，体内的水能量也会增加，从而身心都变得沉重。

刚做好的米饭吃起来清爽可口，让人心情愉悦。而冷饭却难以下咽，让人沮丧。富含生命能、纯性气质强的食物，会给人带来幸福感。

加入绿豆或杂粮

不过，无论是用新米、精白米或是糙米做成的新鲜米饭，水能量还是很高，过量食用都会发胖。可在大米中加上绿豆、大麦、麦片等一起煮成米饭，也可加入小米、黄米等杂粮。

加入豆类或杂粮一起煮成的米饭，有利于降低水能量，也更好消化，特别适于在晚餐时食用。

世界上很多国家都以大米为主食。自然，大米的特点也各有差异。正所谓本土相宜，各地出产的作物都是当地风土的体现。以大米为主食的人，当然最好是食用当地出产的大米。

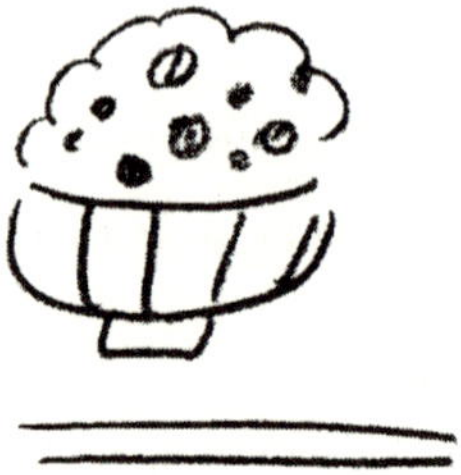

● **注意**

水能量过剩、消化力弱的人，应避免过量食用，否则会转化成未消化物。

● **变通法**

在大米中加入绿豆、大麦、麦片、杂粮等煮成米饭，趁热食用。

● **一点通**

刚做好的米饭甘甜可口，散发出诱人的香味，这就是生命能特有的气息。

04　适量摄取食用油

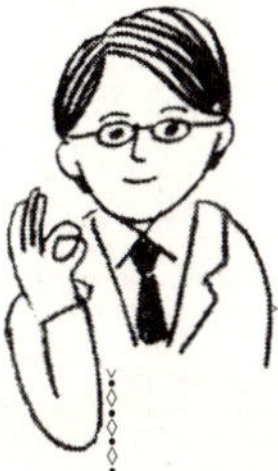

阿育吠陀诊断

对能量的影响	水能量过剩
对消化力的影响	变弱
气质类型	纯性

促进消化

消化力的性质也同火一样，适量的油分可以促进消化功能。良好的消化则有益身体健康。

长期食用油分低的料理，消化力无法充分发挥作用，消化自然也不好。而且，身体、皮肤也会变得干燥。

摄取油分的最佳时间是午餐，这时消化力最强。食用油具有水能量的滞重特点，可带来饱腹感，因而还可防止过量饮食。

● 注意

水能量过剩、消化力弱的人，应少量摄取油分。

● 变通法

可在午餐时食用含有油分的料理，如油炒蔬菜等。根据体质及身体的能量平衡状态调节摄取量。

● 一点通

葵花籽油可暖和身体，且易于消化，因而特别适宜消化力弱或体寒的人食用。印度酥油也不错。

05　食用应季的食材

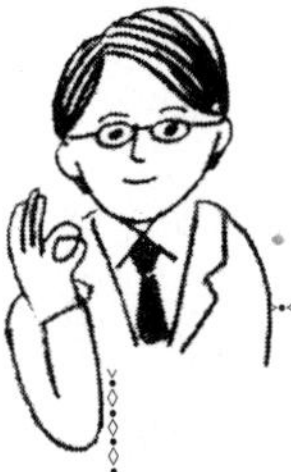

阿育吠陀诊断

对能量的影响	风、火、水能量平衡
对消化力的影响	变强
气质类型	纯性

应季、当地出产的食材

应季的食材非常有益健康。当地或邻近地区出产的食材更好。

在阿育吠陀中，应季、当地产的食材被称为“传统食材”。在日本，也有“地产地销”和“身土不二”的说法。

以西瓜为例，炎热干燥的夏季，是吃西瓜的好时节。西瓜可以滋润烈日下焦渴的身体，吃起来也分外甘甜。可是在冬季，西瓜却并不那么可口，而且还会使身体变寒。

应季的食材正好与该季节身体的能量平衡状态相宜，所以有益健康。

而当地出产的食材，既是当地风土气质的体现，又具有调节相应能量平衡的功能，因而对当地居民的健康特别有益。

例如，日本冲绳夏季的特产——苦瓜。在炎热的冲绳，苦瓜的苦味可以降低火能量，调节身体的能量平衡，所以特别适于当地居民食用。

购买蔬菜或水果，一定要选应季的、当地或邻近地区出产的。

传统食材，至少需三代

酸奶，对大多数日本人来说，并不相宜。它只适于特定的季节、特定体质的人群饮用。

然而，对保加利亚人来说（新鲜，常温食用），酸奶可是当地的食材，正适于他们的体质。因而，酸奶可称得上保加利亚人的传统食材。

对日本人来说，酸奶要变成“传统食材”，则至少需要三代人持续饮用，直至变成一种饮食习惯。

因此，一定要注意挖掘、关注自己当地的、自古以来传承的食材和饮食习惯。它们对调整、改善一个人身体的能量平衡状态大有裨益。

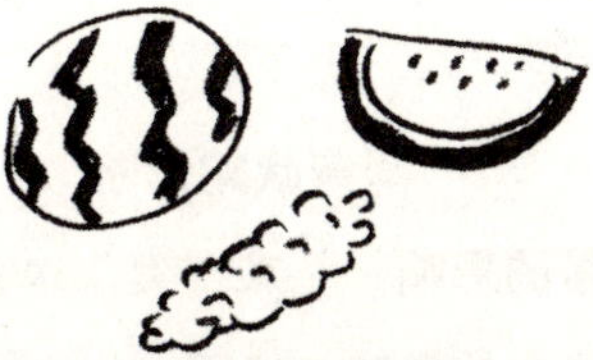

● 注意

反季节食材有损健康。

● 变通法

食用应季的、当地或邻近地区出产的食材。

● 一点通

出国旅行10天以内时，不可过量食用当地的食材。因为回国后，生理机能很快就会切换到原有的状态。在外国食用的食物，如果未得到充分消化，则会导致身体不适。

06　遵从自己的口味

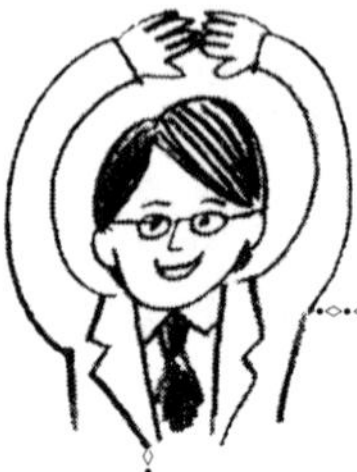

阿育吠陀诊断

对能量的影响	风、火、水能量平衡
对消化力的影响	变强
气质类型	因食物而不同

调节能量平衡

人具有自动调节身体能量平衡的能力。身体缺什么时，他会自然想吃什么，吃起来也会觉得分外可口。

但是，当一个人的惰性或活性气质过强时，他则会丧失这种能力，从而无法辨别食物是否真正可口或适合自己。这时，他反而会偏好有损自己健康的食物。

怎样才能不迷失自己，保持对食物的正确判断呢？只有充分了解自己的体质，在学习、实践中找出适合自己体质的食物和饮食方法，才是最佳选择。

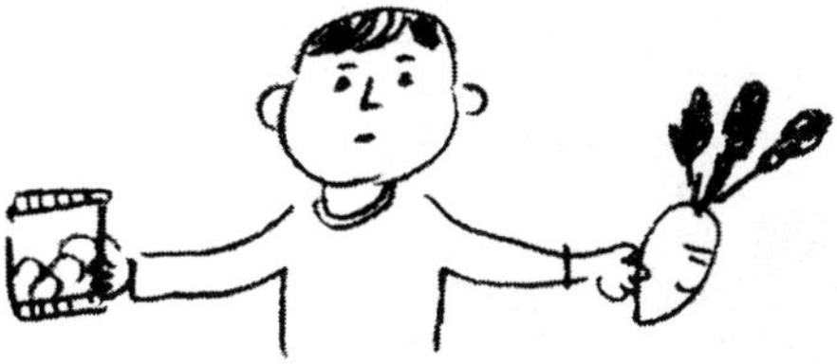

● **注意**

活性或惰性气质过强、心理的气质平衡恶化时，可能偏好有损健康的食物。

● **变通法**

心理的气质平衡、消化力强且稳定时，食用自己想吃的、觉得可口的食物，有利于调节身体的能量平衡。

● **一点通**

工作忙碌时，是不是特别想吃薯片？一个人忙碌时，体内的风能量容易过剩，而油和盐恰恰可调整风能量平衡。此时，用少量的油炒蔬菜，再加一点儿盐，食用后效果更佳。

07　食用各种味道的料理

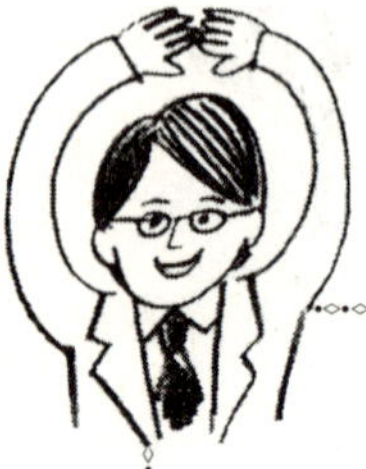

阿育吠陀诊断

对能量的影响	风、火、水能量平衡
对消化力的影响	变强
气质类型	纯性

六种味道俱全

味道有六种：苦、辣、酸、甜、咸、涩。进餐时，吃足六种味道，就会获得很大的满足感。在满足感中结束用餐，心情也会舒畅。满足感还可促进消化，防止吃得过饱。

六种味道与体内的风、火、水能量密切相关。如果只偏好一两种味道并长期食用，则身体的能量平衡就会恶化，从而影响消化力。

因此，每一餐都应六味俱全。各种味道的食物摄入多少，可根据身体的能量平衡状态适时调整。

例如，风能量过剩时，则可多吃甜味、酸味和咸味的料理；火能量过剩时，可多吃甜味、苦味和涩味的料理；而水能量过剩时，则应少吃甜味，多吃辣味、苦味和涩味的料理。

各种味道的食物分别为：

甜味：谷物、豆类、砂糖、蜂蜜、牛奶、印度酥油、黄油。

咸味：盐、咸菜、酱油、日本大酱。

酸味：醋、柠檬、西柚、橙子等酸味水果以及碳酸饮料。

辣味：辣椒、胡椒、生洋葱、萝卜、萝卜苗。

苦味：豆类、绿叶蔬菜、未成熟的水果。

涩味：各种蔬菜。

味道与能量平衡的相关性如下表所示，可参照调整各种味道的食物的摄入量。

味道与能量平衡

味道	风能量	火能量	水能量
甜	↓	↓	↑
咸	↓	↑	↑
酸	↓	↑	↑
辣	↑	↑	↓
苦	↑	↓	↓
涩	↑	↓	↓

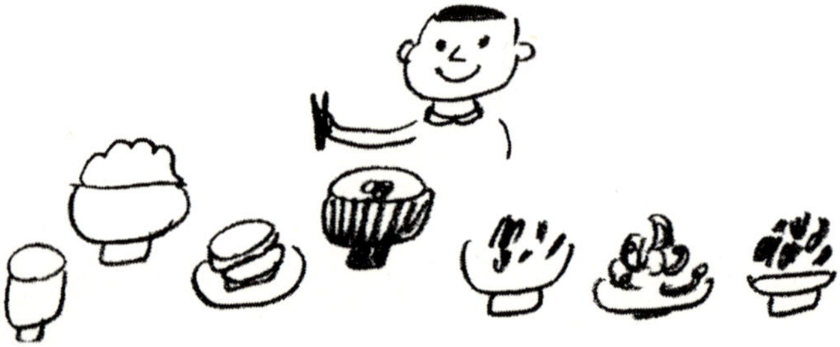

● 注意

过度嗜食某种味道，或完全不摄入某种味道，皆可破坏身体的能量平衡，影响消化力。

对味道有偏好的人，可不时尝试其他味道。

● 变通法

坚持每餐六味俱全。

● 一点通

嗜食甜食，并总是过量的人，可在进餐开始时吃甜食。这样，到进餐结束时，自然就想吃涩味、苦味的料理了。坚持一段时间后，对甜食的嗜好自然会减弱。

08　以食物调节心理

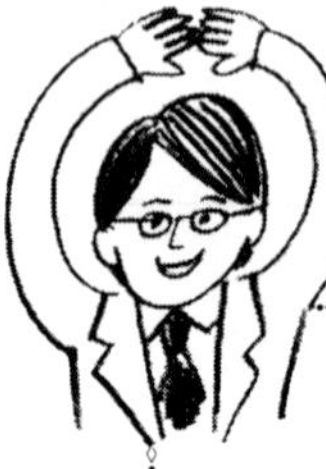

阿育吠陀诊断

对能量的影响	风、火、水能量平衡
对消化力的影响	变强
气质类型	纯性

气质平衡与能量平衡

饮食不仅影响身体健康，还可影响心理的平衡状态。这也许有点儿不可思议，但却是真的。

心理的三种气质随饮食而增减，它们分别为纯性、活性和惰性。纯性气质最强时，一个人的心理最稳定。理想的气质平衡状态是：纯性最强，活性次之，惰性最少。

热牛奶是增强纯性气质的典型食物，刚做好的新鲜料理也有同样功效。辛辣或咸味料理可增强活性气质，让人充满活力，但过量食用，一个人却易变得烦躁。凉的食物、制作后放置过久的食物或冷冻食品皆可增强惰性气质，过量食用，身心都会变得沉重。

平时的饮食应注意保持气质平衡，多食用可增强纯性气质的食物。

心理的气质平衡与身体的能量平衡也密切相关。饮食方式不当、气质平衡恶化时，能量平衡也会随之恶化；而能量平衡的恶化也会影响气质平衡状态。气质平衡与能量平衡的相关性，如下所示：

能量平衡 ⇌ 纯性气质增强

风、火能量过剩 ⇌ 活性气质增强

水能量过剩 ⇌ 惰性气质增强

食物与心理欲求

饮食与心理还存在以下关系：

一个人想吃或不想吃什么食物的愿望，来自心中欲求的种子，即“印象”。例如，看见比萨饼，产生想吃的欲求，就是源于心中的印象，即曾经吃过、并觉得美味的记忆。

对食物的心理欲求大致呈现以下四种状态：

（1）欲求的隐藏状态，主要是婴儿。婴儿的心理还未发育，惰性气质强，遮蔽了欲求。

（2）欲求的显现状态。例如，“想吃牛排”或“想吃鳗鱼盖饭”等。无论消化好坏，总是欲求优先。

（3）欲求的削弱状态。意识到饮食随心所欲不好，因而有所节制。

（4）欲求的休眠状态。完全避免不良饮食，也几乎感受不到欲求。但是心理的“印象”还在，一旦有机会，可能还会想吃。

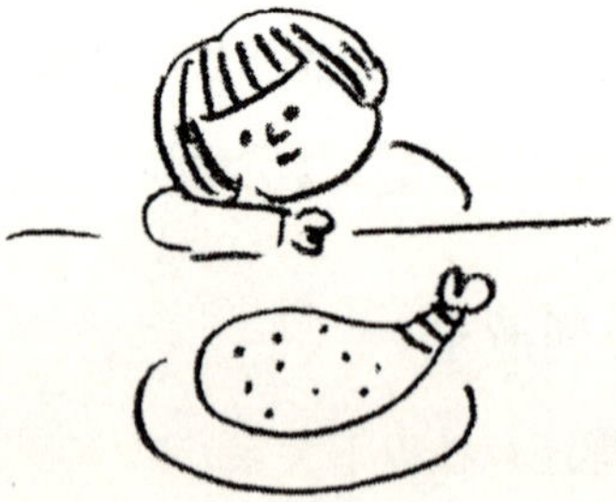

● **注意**

食物不仅可果腹，还可促进心理成长。

● **变通法**

饮食以增强纯性气质的食物为主，同时注意保持活性和惰性气质的平衡。

● **一点通**

增强纯性气质的食物包括牛奶、新鲜米饭、用印度酥油清炒的有机无农药蔬菜、自然成熟的水果、杏仁、蜂蜜等。它们同样也是富含生命能的食物。

09　以食物造就健康

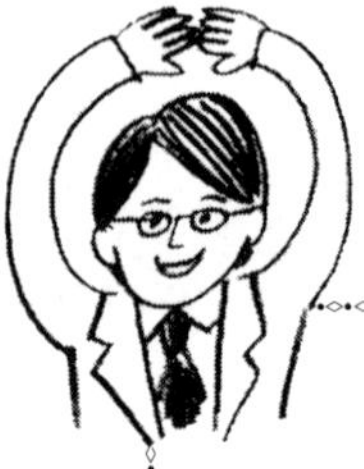

阿育吠陀诊断

对能量的影响	风、火、水能量平衡
对消化力的影响	变强
气质类型	纯性

能量平衡决定口味

想吃的食物并不是一成不变的。身体的能量平衡恶化时，一些可调节相关能量平衡的食物，身体会自然渴求，吃起来也觉得分外可口。

例如，风能量过剩时，会想吃甜或酸的食物；而火能量或水能量过剩时，则会觉得苦味的食物更可口。

初春时节，体内的水能量容易过剩。这时，刺嫩芽、蜂斗菜的花芽等苦味的蔬菜也比较多。大自然本身具有调节身体能量平衡的能力。

可参考附录中各体质相宜的饮食、生活方式，不时审视自己的饮食，注意调节身体的能量平衡。

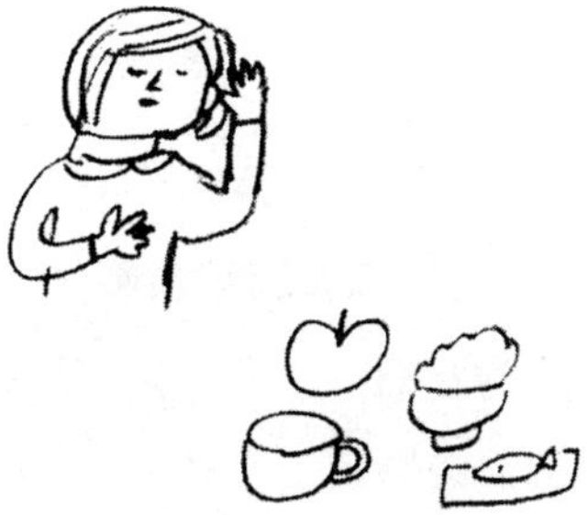

● 注意

烦躁不安时，容易嗜食有损健康的食物。

● 变通法

身体的能量平衡恶化时，会自然想吃一些食物。倾听自己身体发出的“声音”，吃想吃的食物吧。

● 一点通

苦味食物可调节火能量平衡，但咖啡除外。咖啡中含有的咖啡因，反而会导致火能量过剩。可饮用不含咖啡因的咖啡。

10　饮食顺应体质

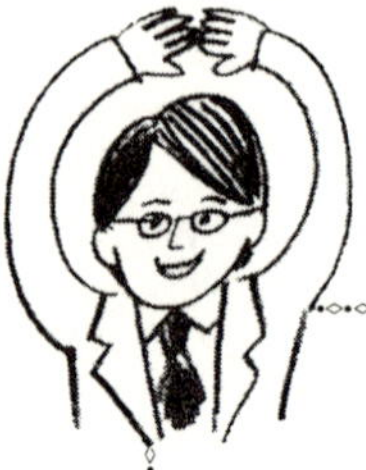

阿育吠陀诊断

对能量的影响	风、火、水能量平衡
对消化力的影响	变强
气质类型	因食物而不同

三餐比例1：3：2

一个人的体质或当前的能量平衡状态，决定其相宜的食物，可实践附录中各体质相宜的饮食、生活方式。

不过，对所有的人来说，都应做到早餐少、午餐好、晚餐次之，即三餐的比例应为1：3：2。

特别是水能量强的人，身体容易变得沉重，所以早餐应尽量少吃或只喝白开水，晚餐也应尽量少吃一点。

米饭、荞麦面

无疑，米饭对所有的人都适宜。

特别是存放一年以上的陈谷的胚芽米，更适宜各种体质的人。不过，陈米中的水分比较少，口感较糙，也许有的人不太习惯。

米饭虽然具有水能量滞重的特点，但火能量也比较高，火能量过剩的人应避免过量食用。而火能量低的人若过量食用米饭，则水能量会增加，身体会变得沉重、容易发胖。

一般来说，男性的火能量偏高，女性则偏低。

除了米饭，还可食用荞麦面。如果吃米饭后，感觉身体沉重，可在晚餐时改吃荞麦面。

● 注意

不挑食并不一定就好。也许不喜欢的食物，正好与自己的体质不相宜。

● **变通法**

米饭、荞麦面、绿豆、红豆和嫩芦笋尖等适合所有人食用。

● **一点通**

自然界的能量平衡状态也因季节而不同。各能量高的季节分别为：春季——水能量，夏季——火能量，秋季——火能量、冬季——风能量。另外，梅雨季节——风能量，台风季节——风能量。可根据相应的季节、能量平衡状态调整自己的饮食。

❖专栏2

白开水的制作方法

充分煮沸的白开水，风、火、水能量平衡，是最理想的饮品。白开水不仅可净化肠胃，还可调节消化力及其他生理机能。

准备材料和器具

水、水壶。

制作方法

（1）选用优质水，灌入壶中，盖上盖，旺火烧开。

（2）沸腾后，取下壶盖，让水蒸气溢出。

（3）保持沸腾状态，至少持续10~15分钟。（注意火力：水沸腾时，应“咕咕”地冒出大泡。）

（4）将烧好的水灌入暖瓶中，每日饮用700~800毫升（约5~6杯）。

饮用方法

（1）倒入杯中，趁热饮用。

(2) 就餐时配合饮用一杯白开水，有助消化。

(3) 在白开水中加入一两片生姜或一小勺姜茸饮用，可提高消化力。

(4) 注意，每日饮用量不可超过1升，否则会造成身体消耗。

第四章

就餐习惯增幸福

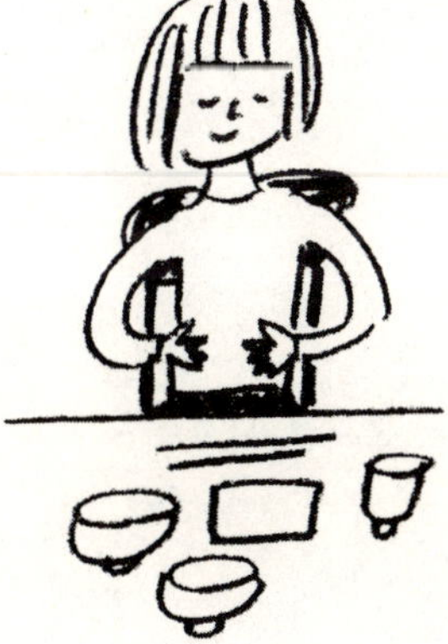

01　餐前吃甜食

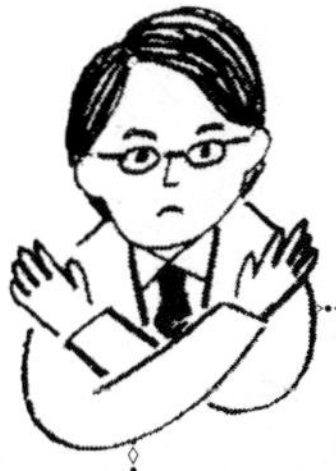

阿育吠陀诊断

对能量的影响	水能量过剩
对消化力的影响	变弱
气质类型	纯性

带来满足感

甜食难以消化，应尽量在消化力强的餐前或进餐开始时食用。

甜食还可以给人带来很大的满足感。先吃甜食，其后不用大量进食也会觉得吃饱了。这样，既可防止过量饮食，又有利于消化，从而有益身心健康。

也许将法国大餐的进餐顺序反过来应是不错的选择，即从甜食开始，依次吃下去。不过，这也许就享用不完所有的料理了。但是，为了身心健康，还是应先吃甜食或滞重性的食物。

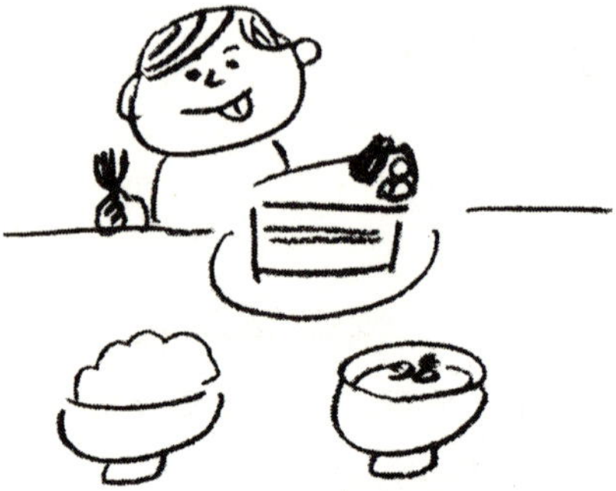

● 注意

餐后吃甜食，身体会变得沉重，消化力也会变弱。

● 变通法

水能量过剩、消化力弱的人，餐前吃甜食也应少量。

● 一点通

甜味食品一般都使用砂糖。实际上，未精制的砂糖更有益健康。

02 睡前喝热牛奶

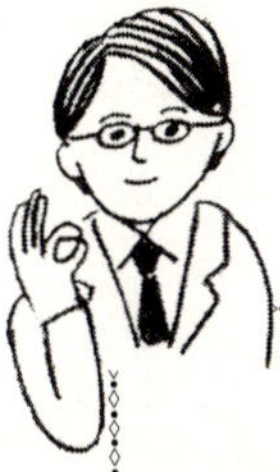

阿育吠陀诊断

对能量的影响	水能量过剩
对消化力的影响	变弱
气质类型	纯性

饱腹时不宜饮用

热牛奶富于生命能，可稳定情绪。睡前饮用还可促进睡眠。

睡前 30 分钟，在空腹状态下饮用热牛奶最佳。如果晚餐吃得过多，还处于饱腹状态时，应避免饮用，否则身体会变得沉重。

另外，饮用热牛奶，至少应在晚餐后 2 小时以上。

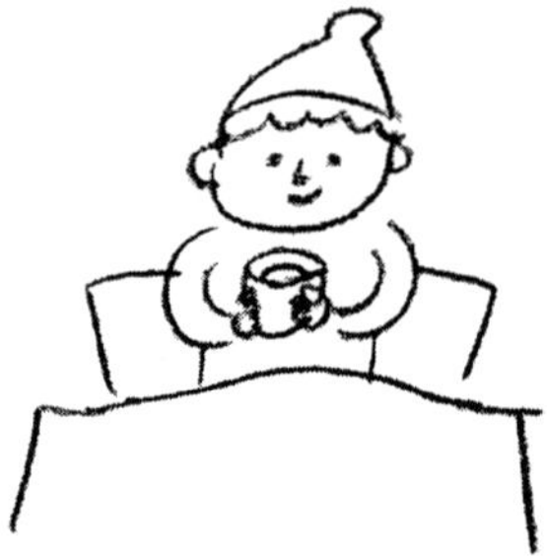

● **注意**

避免饱腹时饮用，否则身体会变得沉重。

● **变通法**

餐后 2 小时以上，空腹状态下饮用。

● **一点通**

在热牛奶中加入少量印度酥油，睡前 30 分钟饮用，坚持一个月，可增加体重。不过，胆固醇高的人不宜尝试。

03　不可总是食用同样的食物

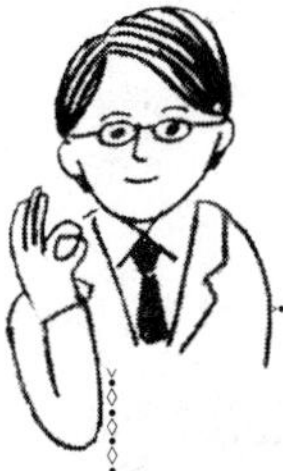

阿育吠陀诊断

对能量的影响	风、火、水能量过剩
对消化力的影响	变弱、过剩或不稳定
气质类型	惰性

调节消化力减肥

一个人会根据身体的能量平衡状态，自然渴求所需的食物或味道。如果无视身体的自然需求，而是相信道听途说，一味长期食用同一种食物，或是每餐都食用相同的食物，那么身体的能量平衡就会恶化，从而损害健康。

“苹果节食法”就是一个典型的例子。

每天只吃苹果，在初期确实可能瘦下来。但身体会越来越寒，消化力也随之下降。长此以往，人虽然瘦了，但体力却下降了，而且容易疲劳。由此，为应对身体的虚弱，又不得不大量饮食，体重自然又反弹。

特别是肥胖的人，本来水能量就过剩，消化力弱，更容易出现以上现象。

健康减肥，首先是调节消化力。消化力强，身体的能量平衡得到调整，体重自然会恢复到正常标准。充分了解自己的体质，调节身体的能量平衡、消化力，才是更有效、更健康的减肥法。

关注身体的能量平衡

人们很容易无视自己的体质或当前的能量平衡状态。一旦媒体、市井传言中出现“某某食物有益健康，或可减肥”时，人们总是趋之若鹜，积极“实践”，力求改变自己。

例如，电视节目中出现“香蕉可以减肥”这样的说法，一时间，减肥心切的人们疯狂抢购，以至超市的香蕉都脱销。

实际上，每个人的体质和能量平衡状态都不同，很难有哪种食物是万人皆宜的。

与其“从外到内”追求健康，还不如先审视自己的身体，了解它处于何种能量平衡状态。发现哪种能量过剩，再从外界寻求必要的信息或食物予以改善。例如，发现自己水能量过剩，身体变寒，出现严重不适时，就可以寻找、食用可暖和身体的食物。

不仅是饮食，还有生活的方方面面，都要养成聚焦自己、审视自己的习惯，从而感悟、满足自己的真正需要。

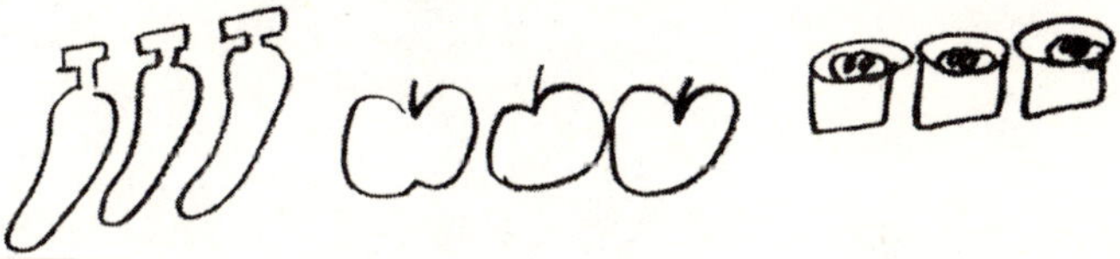

● 注意

长期食用同样的味道、同一种食物，会导致相应的能量过剩。

● 变通法

根据体质或能量平衡状态，适时调整味道、食物，适量食用。

● 一点通

午餐吃得过饱时，晚餐可只吃蔬菜或豆类。充分应对身体发出的需求信号吧。

04　零食不宜充饥

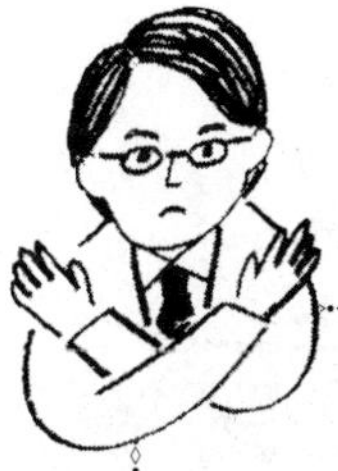

阿育吠陀诊断

对能量的影响	风、火、水能量过剩
对消化力的影响	变弱、过剩或不稳定
气质类型	活性、惰性

完全空腹时进食

进食的最佳时机是胃内食物完全排空，呈空腹状态时。

肚子感到有点饿时，只是胃内刚开始出现空间。其实，胃内还残存着许多食物。如果此时再吃点儿什么，胃内就会新旧食物混杂，影响消化。而无法消化的食物就会转化成未消化物，导致身体不适。

因此，切忌在肚子刚有点饿时就吃零食。应在完全空腹时进食。肚子真正饿时，吃起来也会觉得特别香。

餐后 3 小时以上，胃内才能完全排空。

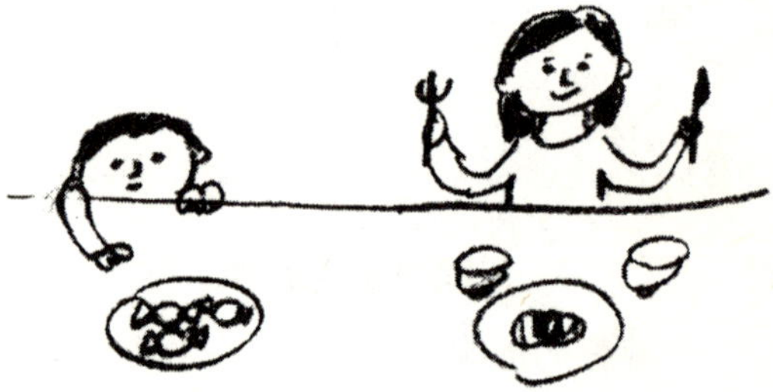

● 注意

两餐之间不可吃零食。

● 变通法

坚持在完全空腹时进食。

● 一点通

晚餐后间隔一段时间再吃甜食尤其难以消化，甜食或水果应尽量在餐前或就餐时食用。

05 早餐不可吃饱

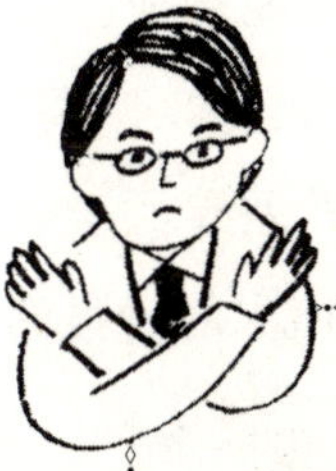

阿育吠陀诊断

对能量的影响	水能量过剩
对消化力的影响	变弱
气质类型	惰性

早餐清淡、少量

有这样的谬论："早晨吃得少，脑子就不好。"其实，早餐吃饱，反而有损大脑的活动和健康。

阿育吠陀将一天分成6个时间段，而上午6~10点正是水能量高的时间段。

在早晨水能量高的时间段里，体内的火能量弱，消化力也弱。早晨起床后，若大量进食，食物就会难以消化，更无从转化为营养了。

早晨起来，稍稍做些轻微运动，使身体暖和起来。然后再根据消化力状况，适量进食。如果无视身体的能量平衡状态和消化力而大量饮食，则可能造成消化不良，加重身心负担，也就难以拥有身心舒畅的一天了。

早餐应尽量少吃，但也因体质而稍有差异。

风、火能量强的人可以适量食用，而水能量强的人则应尽量少吃或只喝白开水。

另外，阿育吠陀认为，理想的早起方式可以带来舒畅、清爽的一天。可参考实践，从力所能及的项目做起。

◇实践　理想的早起方式

（1）早晨6点前起床。

（2）漱口，清除舌苔。

（3）喝一杯热的白开水。

（4）做瑜伽或冥想等。

（5）洗脸。

（6）排便。

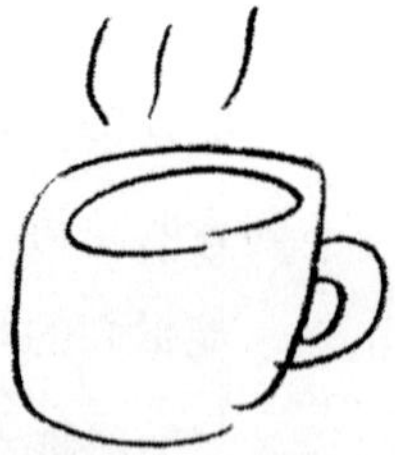

(7) 用护理用芝麻油按摩。

(8) 冲热水澡，换衣服。

(9) 8 点前吃少量清淡早餐。

(10) 稍稍散步或做些轻微运动。

• 注意

风、火能量强的人，可适量早餐。

• 变通法

早晨起床后，先排泄或稍做运动，然后再吃早餐，可食用大酱汤或热牛奶。

• 一点通

日出之前起床，会觉得神清气爽。

实在困难时，也应在6点左右起床，以提高新陈代谢。7点后起床，身心会变得沉重，一大都处于困之状态。

06　餐后静坐 5 分钟

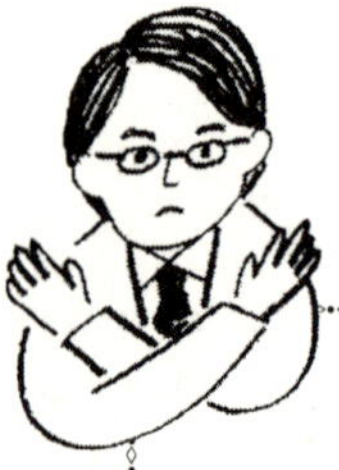

阿育吠陀诊断

对能量的影响	风、火、水能量平衡
对消化力的影响	变强
气质类型	纯性

顺应身体节奏

就餐结束时，身体开始另一项重要工作——消化。因此，餐后至少应原地休息 5 分钟。

餐后马上活动，会影响身体的生理节奏，妨碍正常消化。餐后 30～40 分钟再开始工作，才有利于健康。

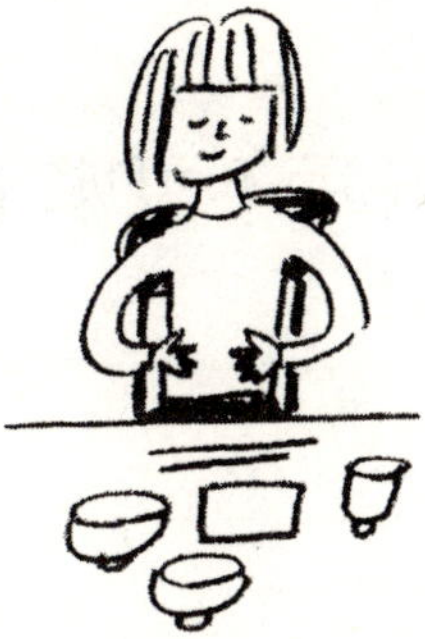

● **注意**

餐后马上活动，会妨碍消化，甚至可能出现腹痛。

● **变通法**

餐后休息 10～15 分钟，然后再散步 20 分钟，可促进消化。

● **一点通**

站着或走路时进食，都会妨碍消化，甚至会出现胃痛。坐着进餐，餐后静坐 5 分钟，可有效缓解餐后胃痛的症状。

07　餐后不可躺下休息

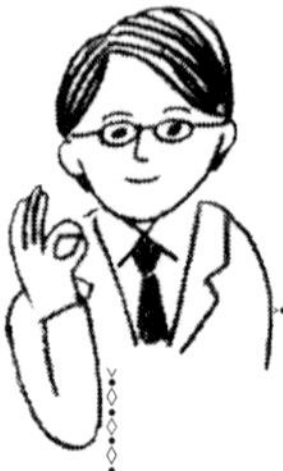

阿育吠陀诊断

对能量的影响	水能量过剩
对消化力的影响	变弱
气质类型	惰性

身体变得沉重

俗语有“餐后睡觉变成牛”的说法。不过，水牛笨重、迟缓的样子，确实与水能量的特点相当吻合。

餐后体内水能量增加，身体变得沉重。而餐后躺下休息，水能量更会急剧增加、过剩，从而严重破坏身体的能量平衡。

水能量过剩会引起消化不良，身心皆变得沉重，以至引发身体不适。因此，切忌餐后躺下休息。

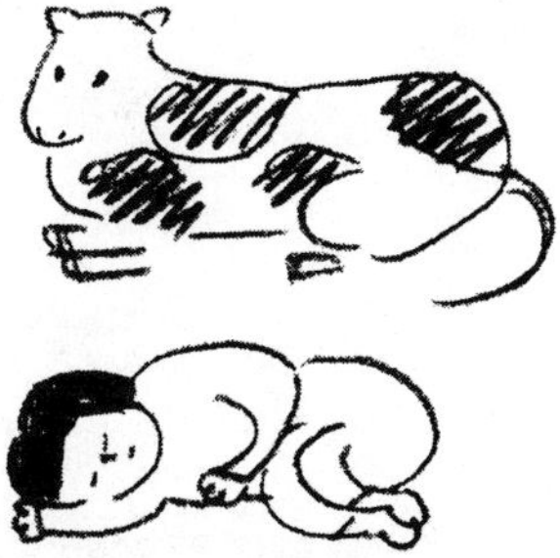

● **注意**

过量饮食、身体沉重时，可散步。

● **变通法**

餐后静坐5分钟。

● **一点通**

水能量强的人午餐后多容易犯困，可散步或坐着打个盹儿，5~10分钟即可。

08　吃饭时不可聊天

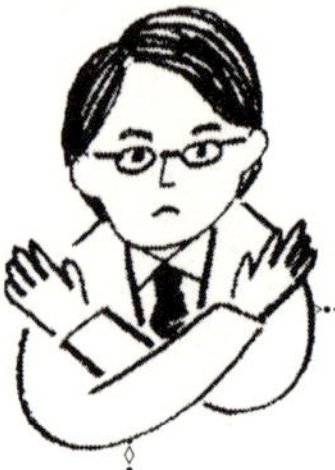

阿育吠陀诊断

对能量的影响	风、火能量过剩
对消化力的影响	过剩或不稳定
气质类型	活性

关注进食本身

吃饭时聊天，注意力很容易转移到谈话的内容上去，而不是关注就餐本身。这样，体内风、火能量就会过度增加，从而破坏身体的能量平衡，影响消化。

注意力不在就餐上，也容易造成过量饮食。而且，食物没有细细品味，就餐结束时的满足感也会降低。

同样的道理，就餐时也不可看电视、读报纸等。

就餐时，最多只是一两句简单的交谈。安静、专注地品尝食物，同时注意进食量，才是最理想的进餐方式。

当然，也没有必要在沉闷、拘谨的气氛中进餐。在太过安静以至压抑的氛围中进餐，只会吃得没滋没味。进餐时，充分品尝食物的美味也至关重要。

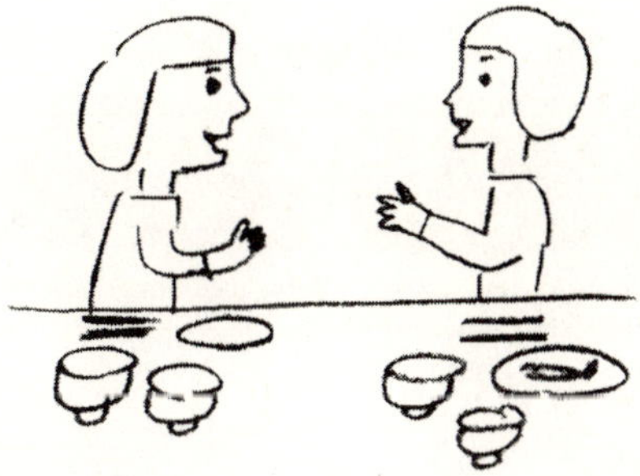

● 注意

进餐时切忌喋喋不休地交谈或看电视等。

喜欢聊天的人，可在餐前静默一会儿。

● 变通法

进餐时只进行简单的交流，安静地品尝食物，同时注意进食量。

● 一点通

宴会或聚餐时，乘着酒兴大声喧哗、喧闹，实际上有损健康。不过，偶尔为之，享受聚会的乐趣，也无不可。

09　吃八分饱

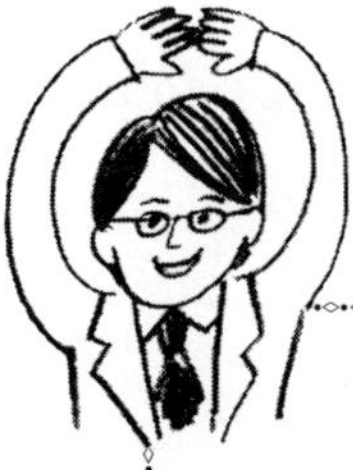

阿育吠陀诊断

对能量的影响	风、火、水能量平衡
对消化力的影响	变强
气质类型	纯性

养胃八分饱

吃八分饱时，会感觉到身体比较轻松吧？这是因为胃的内部仍留有空隙。

如果吃得太多，胃部鼓胀，是不是会感到活动一下都非常困难？实际上，胃也同样难受。胃撑得满满的，毫无空隙，是难以蠕动的。结果，食物不能被完全消化而转化成未消化物，沉积在体内，损害健康。

胃只有充分发挥机能，食物才能得到消化、吸收、代谢。因此，吃八分饱，给胃留出一定空间，方利于胃的蠕动。

同时，食物应固体、液体各半。例如，米饭、大酱汤，再加上少量的菜肴，就是非常不错的搭配方式。

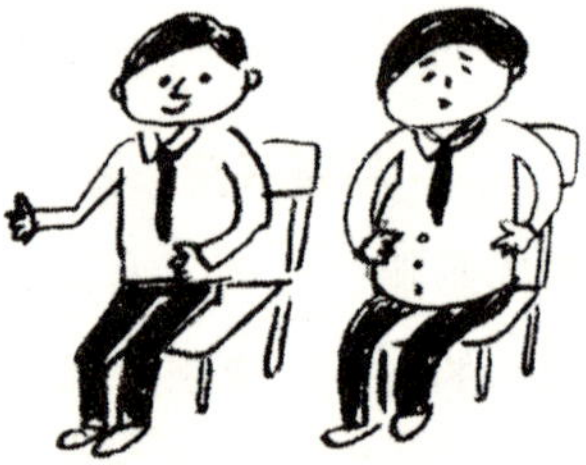

● 注意

吃得太饱，胃难以蠕动，会导致消化不良。总是吃得太饱的人，体内风能量或火能量大多过剩。

● 变通法

吃八分饱，身体觉得轻松，又有一定的满足感。

● 一点通

食物应固体、液体各半。咖喱饭、乌冬面、荞麦面等都是不错的选择。

10　吃饭时间不可太长

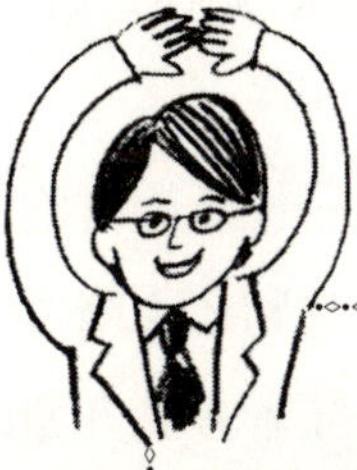

阿育吠陀诊断

对能量的影响	风、火、水能量过剩
对消化力的影响	变弱、过剩或不稳定
气质类型	惰性

胃的消化过程

用餐时间一般以 20 ~ 30 分钟为宜。吃得太快或太慢都会影响消化，有损健康。

胃的消化过程大致如下：

首先，食物进入胃内。这时，胃壁开始分泌黏液，包裹住食物，使之变软。

然后，胃分泌出胃酸，帮助分解食物。当然，胃壁上覆有黏液，胃酸不会灼伤胃壁。食物充分分解后，变成黏稠状。

最后，黏稠状的食物从胃部开始进入肠内。

胃的消化过程，各阶段大约需 30～60 分钟。因此，胃中的食物完全排空，至少需 2～3 小时。

用餐时间超过 30 分钟，则意味着进餐开始时吃的食物已经进入消化的第二阶段，而新的食物还不断进入胃内。用餐时间持续 2 小时以上，则意味着进餐开始时吃的食物已经进入肠内，而新的食物还不断进入胃中。

这样，胃内处于各个消化阶段的食物混杂，结果无论新的、旧的都无法消化。未消化的食物进入肠内，转化成未消化物，就会引发身体不适。

这就如洗衣机洗衣服一样。洗衣的程序是：浸泡、洗涤、清洗、脱水、烘干，依序进行。如果在脱水时，再向洗衣机中投入脏衣服，结果会怎样呢？当然是无法洗干净的。食物在胃中的消化也是同样的道理。

当然，5～10 分钟就结束用餐，则意味着食物没有被细细咀嚼，也会影响消化。最好是每一口食物都咀嚼 20～30 次，再咽下去。

另外，饭后静坐 5 分钟，对消化也很重要。

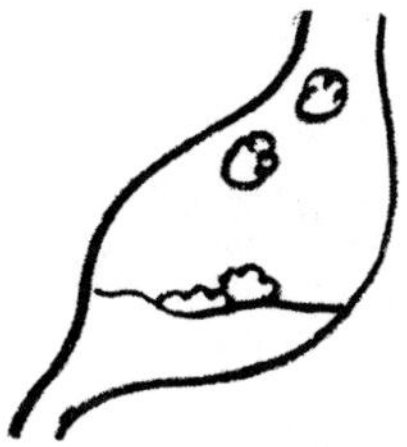

- **注意**

用餐时间超过 30 分钟时，食物不能完全消化，就会转化成未消化物。

- **变通法**

用餐时间控制在 20～30 分钟。

- **一点通**

宴会等持续 30 分钟以上时，可就着白开水进食，以利消化。

实践篇

了解自己的体质

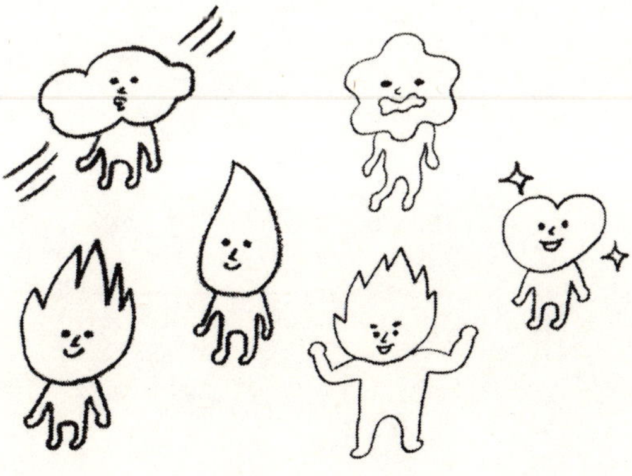

01　天生体质测试

天生体质（Prakriti），即一个人与生俱来的最佳能量平衡状态。一个人的能量平衡状态越接近天生体质（儿童期），身体就越健康。

测试一下自己天生的体质。回想 10 岁以前的自己，针对每个问题，选出与自己当时状况相符的选项。每个问题必答。最后计算各种能量的得分（每项 1 分）。提示：凭直觉回答。

序号	项目	风能量特点	火能量特点	水能量特点
1	行动	迅速，率先	一般	慢
2	是否容易兴奋	非常容易	容易	不容易
3	情绪是否容易受影响	非常容易	一般	不容易
4	学习和理解	学习快，但流于肤浅	一般，但运用力强	学习慢，但理解深刻

续表

序号	项目	风能量特点	火能量特点	水能量特点
5	记忆力	差	一般	强
6	消化力	不规律	强	弱
7	食欲	不规律	强	弱
8	一次是否能吃很多	不一定	能	不能
9	喜欢的味道	甜、咸、酸	甜、苦、涩	辣、苦、涩
10	偏好的食物	热的食物、饮料	不热的食物、凉的饮料	酥松、干燥的食物
11	不想外出的天气	干燥	炎热	寒冷、阴天
12	睡眠状态	很浅，容易醒，4~6小时	很好，舒服，6~8小时	很沉，有点疲惫，8小时以上
13	1周做过1次的梦	恐怖、飞行、奔跑、跳跃、树木、山	愤怒、暴力、烈火、闪电、金色光辉、太阳	水、湖、鸟、天鹅、蓝天白云、鲜花
14	排便	不规律	1天2次以上	规律
15	粪便状态	硬	软	一般

续表

序号	项目	风能量特点	火能量特点	水能量特点
16	出汗	几乎不	出汗，有狐臭	较少
17	是否总有烦恼或觉得不顺心	烦恼多、心不在焉、不知道该怎么做	烦躁易怒、什么都不顺心	冷静、迟钝但踏实
18	行动倾向	杂乱、破坏性	正确、死板	迟缓
19	谈话方式	语速快、天马行空、话多、口误多、不连贯	清晰、敏锐、尖锐、擅长交谈	温和、清晰、语速慢、铿锵有力
20	走路方式	轻快、动感、快速、沉着	有力、匀速	稳定、迟缓
21	关节	咯咯作响、僵硬	松弛、柔软	强健、有力
得分				

风能量体质 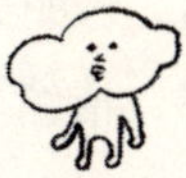

风能量特点项下得分大于水、火能量之和。

风能量特点强。轻快、爱好自由，不喜欢总是呆在一个地方。好奇心旺盛，行动积极，总是率先行动。性格开朗，给周围的人也带来快乐和活力。但是精力不足，饮食、休息应有规律。

喜欢甜味、温热、软嫩的料理。

火能量体质

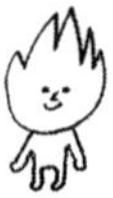

火能量特点项下得分大于风、水能量之和。

火能量特点强。敏锐，分析力强，知性。机变，解决问题能力强。热情，富于正义感。遇到困难时，也会以成就感为动力，继续前进。

喜欢甜味、苦味、凉的料理。

水能量体质

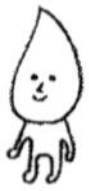

水能量特点项下得分大于风、火能量之和。

水能量特点强。稳重，冷静，情绪不易受影响。心境平和，从容应对。富于爱心，给人以慰藉。做事有始有终，总是坚定、踏实地朝着自己的目标奋进。

喜欢辣味、苦味、干燥、温热的料理。

风、火能量混合体质

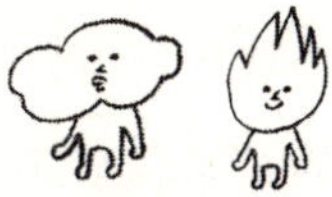

风、火能量特点项下得分均高于水能量。

兼具风能量体质的迅捷、活力和火能量体质的热情、敏锐。擅长处理大量信息，有行动力和实践力，但面对压力时，会交替出现焦虑、愤怒的情绪。

偏好甜味的料理。

风、水能量混合体质

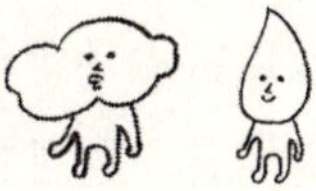

风、水能量特点项下得分均高于火能量。

兼具风能量体质的迅捷、活力和水能量体质的稳重、冷静。说话时虽然语速快，但不会天马行空、飘忽，给人一种沉稳的印象。由于兼具稳重和轻快的特点，因而行事总是出人意料，别具魅力。

喜欢甜味、苦味、温热的料理。

火、水能量混合体质

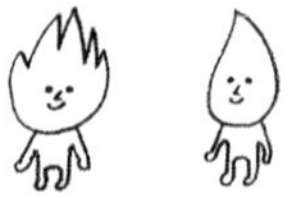

火、水能量特点项下得分均高于风能量。

兼具火能量的敏锐和水能量稳重的特点。具有敏锐的知性，但并无攻击性，为人随和。有主见，一旦决定的事情不会轻易改变，但易偏执、愤怒。

喜欢苦味、涩味、凉的料理。

风、火、水能量混合体质

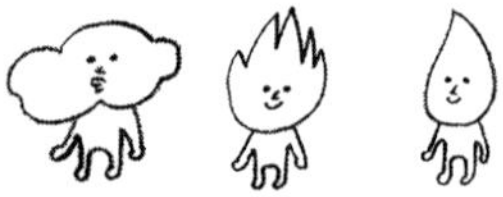

风、水、火能量特点项下得分相同。

三种能量均衡拥有。这种体质非常罕见，也许在几万人、几百万人中才有一人。有时感性，富于奇思妙想。有时知性。有时毅力强，富于仁爱，心境平和。但是能量平衡很容易恶化。

喜欢所有味道的料理，冷热不限。

02　体质偏离测试

体质偏离（Vikuriti），即“不自然”，指偏离自己的天生体质。通过测试，可以了解自己当前的能量平衡状态，也即偏离自己最佳能量平衡状态的程度。

测试一下自己当前的能量平衡状态。选择与自己当前状态相符的选项，无相关症状时可不选。每个选项计1分。

项目	序号	风能量过剩症状	火能量过剩症状	水能量过剩症状
早晨醒来时	1	仍然感到疲惫	感到很饿	身体沉重，仍有睡意
	2	舌苔或排泄物呈褐色	舌苔或排泄物呈黄色	舌苔或排泄物呈白色
	3	嘴里有涩味	嘴里有苦味	嘴里发黏
白天	4	慢性疲劳感	易烦躁	犯困
	5	焦虑不安	否定、攻击性	思考、行动迟缓
	6	心里事儿多	不满足感、空虚感	内向

续表

项目	序号	风能量过剩症状	火能量过剩症状	水能量过剩症状
白天	7	情绪不稳定	多汗、体臭	心情忧郁、沉重
	8	食欲不稳定	食欲过剩	总是不觉得饿
	9	有时突然想吃甜食	讨厌酸味食物	午饭后犯困
	10	行动突然	总是在意时间	偏执
晚上	11	不知不觉熬夜	夜间感到很饿	慵懒
	12	难以入睡	渴求刺激性的快乐	嗜睡
其他症状	13	情绪容易紧张	潮热	头沉重、钝痛
	14	难以入睡，睡眠浅	眼睛容易充血	花粉症，眼睛痒
	15	粪便硬，排泄困难	粪便软，容易腹泻	粪便黏稠，排泄困难
	16	皮肤干燥	身体容易发痒	皮肤凉、黏湿
	17	声音容易沙哑	泛酸水	容易鼻塞
	18	关节咯咯作响	头发稀薄	腰部沉重、乏力、钝痛
	得分			

风能量过剩的人

风能量过剩症状项下得分最高时，则表明体内风能量已严重偏离最佳能量平衡状态时的水平。

一个人风能量过剩时，身心不稳定性增加，有时还伴有身心消耗；情绪变化激烈，时而兴奋，时而消沉，并易出现不安和焦虑；身体变寒、干燥，食欲、消化力、睡眠、月经都会出现不稳定，有时甚至出现疼痛或麻痹等相关症状。

风能量过剩可以通过水能量滞重、稳定的特点进行调节。一个人风能量平衡时，风能量不稳定的特点就可转化为轻快的优点，他从而变得单纯、机智，好奇心、社交能力和行动力也会增强。

火能量过剩的人

火能量过剩症状项下得分最高时，则表明体内火能量已严重偏离最佳能量平衡状态时的火能量水平。

一个人火能量过剩时，他就会出现不满足感、空虚感、焦躁感，容易发怒，批评性和攻击性增强，有时甚至会追求刺激性快乐。同时还易出现腹泻、上火及炎症等。

火能量过剩可以通过水能量冷及稳定的特点进行调节。一个人火能量平衡时，火能量过热、敏锐的特点就可转化成活力、热情和清晰的优点，他从而变得勇敢、勤劳，具有挑战精神，洞察力、注意力和行动力也会增强。

水能量过剩的人

水能量过剩症状项下得分最高时，则表明体内水能量已严重偏离最佳能量平衡状态时的水能量水平。

一个人水能量过剩时，身体会变得沉重、停滞，各种机能也相应变得驽钝；心情也会变得沉重、忧郁，思维和行动迟缓。人也变得内向、自卑、顽固、执拗；还可能出现寒症、嗜睡、消化不良或肥胖等，甚至出现过敏等与黏液相关的症状。

水能量过剩可以通过风能量轻及动的特点进行调节。一个人水能量平衡时，水能量沉重、停滞的特点就可转化为稳定的优点，他从而变得沉稳、宽容、顽强、踏实、深思熟虑，富有爱心而且耐力增强。

03 消化力测试

消化力存在四种状态，它们与身体的能量平衡密切相关。充分了解自己的消化力，相应调整饮食，避免产生、蓄积未消化物。

测试消化力状态。选择与自己当前状态相符的选项，无相关症状时可不选。每项计 1 分。

序号	风能量过剩症状	火能量过剩症状	水能量过剩症状
1	食欲时好时坏	早起开始食欲旺盛	食欲总是不佳
2	本来没有食欲，可吃起来就容易过量	饿了会感到烦躁	餐后几小时仍觉得腹胀
3	本来觉得能吃完，可还是会剩下	餐餐不可缺，否则非常难受	少吃一餐也无所谓
4	腹部有时出现剧痛	喉咙干热，容易口渴	身体沉重、慵懒

续表

序号	风能量过剩症状	火能量过剩症状	水能量过剩症状
5	腹胀	打嗝，泛酸水	饭后恶心
6	腹部容易胀气	容易出汗	早起时脸颊或眼睑容易出现浮肿
7	身体麻痹、麻木或疼痛	身体有灼热感	饭后打嗝
得分			

消化力强（Samagni）

如果没有1项与自己当前的状态相符，则表明消化力强。

当风、水、火能量均处于平衡状态时，消化力就强，这是最理想的消化力状态。坚持以午餐为主，食用含有一定油分的温热料理，尽量保持消化力强的状态。

一个人的寿命、气色、免疫力、强壮程度、活力、健康、积极性、呼吸、丰满程度等都取决于消化力状态。

正确的饮食方式可以保持消化力强的状态，而长期不当的饮食则可使消化力恶化。

消化力不稳定（Vishamagni）

风能量过剩症状项下得分最高时，则表明消化力处于不稳定状态，时强时弱。饮食方式不当，消化力会更加恶化。

消化力不稳定时，首先应调整就寝、起床和就餐时间，做到生活有规律。饮食以午餐为主，尽量食用含有一定油分的温热料理以及谷物。另外，就餐时，配合饮用一杯白开水可提高消化力。在料理中使用矿物盐，可增加饭后满足感，减少饭后对甜食的需求。

消化力过剩（Tikshagni）

火能量过剩症状项下得分最高时，则表明消化力处于过剩的状态。

消化力过剩时，需饮食充分，否则身体将难以为继。因此，早中晚三餐皆不可或缺。

但是，晚餐若大量食用肉类、鱼类、油炸食品以及谷物，则消化力会进一步恶化。晚餐应以绿黄色蔬菜和豆类为主。另外，酒精、辣椒、大蒜等刺激性食物也会导致火能量过剩，应尽量减少食用。还应适当控制盐分的摄入。

消化力弱（Mandagni）

水能量过剩症状项下得分最高时，则表明消化力处于弱的状态。

消化力弱时，饮食稍有不当就会导致消化不良，从而产生未消化物。因此，应充分注意饮食的质与量。

早上一定要烧好白开水，饮上一杯。午餐、晚餐时也各饮一杯。两餐之间也时时啜饮。保证一天饮用白开水 700 ~ 800 毫升。白开水可以暖和肠胃，活跃消化力。

除午餐、晚餐外，不要吃零食。尽量在空腹后进食。避免油炸食品、凉的料理。坚持食用温热、油分少的料理。在料理中使用鲜姜茸或干燥的姜粉，可提高消化力。

04　生命能测试

一个人体内的生命能越多，免疫力、抵抗力就越强。生命能减少，未消化物就会增多，就容易出现身体不适。

测试体内生命能的积蓄量。针对每个问题，选择与自己当前状态相符的选项。各选项计分：

（1）一直低，几乎没有高的时候，计1分；

（2）低的时候多，偶尔有高的时候，计2分；

（3）一般比较低，高的时候也不少，计3分；

（4）高的时候多，低的时候少，计4分；

（5）一直高，几乎没有低的时候，计5分。

序号	项目	表现
1	早晨起床时，脸色	低：发暗，憔悴，没有生气，阴郁，有黑眼圈
		高：表情生动，明亮，富有生气

续表

序号	项目	表现
2	早晨起床后，脸部皮肤	低：干燥，粗糙，不容易上妆
		高：气色好，润泽，有弹性
3	没有吃食物时，口中的状态	低：有苦味，不舒服，想吃糖等
		高：充满甜味，感觉很舒服
4	声音	低：沙哑，说话时嗓子容易疼
		高：有张力，稳定
5	平时的心理状态	低：隐隐感到焦虑、不安，有恐惧感
		高：安定、平和，有愉悦感和幸福感
6	每天的饮食	低：没有食欲，不觉得可口，饭后没有满足感
		高：有食欲，觉得可口，饭后有满足感
7	家人或同事感冒时	低：自己也患感冒
		高：只有自己不患感冒

续表

序号	项目	表现
8	看见的、听见的事物	低：所见所闻都不觉得美，也不会感动
		高：所见所闻都觉得美，并为之感动
9	人际关系、日常生活	低：困难、问题多，痛苦，感觉自己周围不好的人多
		高：和谐、舒适，感觉自己周围好人多
10	自己的愿望	低：无法实现，总觉得努力了也没有结果
		高：很容易实现，基本不用努力，自然就实现了
	得分	

生命能充足

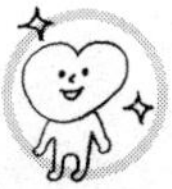

40 分以上时，则表明体内生命能积蓄量充足。现在的饮食、生活方式适宜。注意饮食平衡，保持现在的生命能状态。

生命能中等

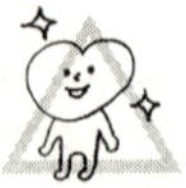

25 ~ 39 分时，则表明体内生命能处于中等水平或以下。需要改善饮食方式，增加生命能。建议参考、实践本书的内容。

生命能不足

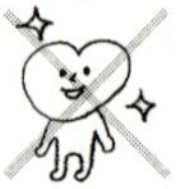

25 分以下时，则表明体内生命能积蓄量太低。仅参考、实践本书的内容，可能还不足以改善现状。建议到医疗机构接受诊疗。

05　未消化物测试

未消化物，即毒素。食物未得到充分消化时就会转化成未消化物沉积在体内各处，破坏身体的生理机能，降低免疫力，引发疾病。

测试体内未消化物蓄积状况，从而相应调整饮食，减少未消化物蓄积。选择与自己当前状态相符的选项。无相关症状时可不选。

首先，测试未消化物蓄积程度。

项目	序号	症状
A. 未消化物开始蓄积，但尚处于隐性状态	1	精神或身体感到疲劳
	2	午餐后容易犯困
	3	身心感到沉重
	4	没有精神
	5	体力不佳
	6	不是每天早晨都排便

续表

项目	序号	症状
	7	明知道不该做的事情，却无法停下
	8	食欲下降或进食后难以消化
	9	必须做的事情却总是拖延，懈怠
B. 未消化物蓄积量增大，开始在体内游离	1	关节疼痛数日至1周后，向其他关节转移
	2	皮肤瘙痒数日至1周后，向其他部位转移
C. 体内蓄积、游离的未消化物开始向体外排出	1	有时总是吐唾沫
	2	有时总是流鼻涕
	3	有时腹泻持续几天
	4	有时1天排便5次以上

未消化物蓄积程度测试结果

（1）未消化物开始蓄积，但尚处于隐性状态

A组中，只要有1项相符，则表明体内未消化物开始蓄积，但尚处于隐性状态。

A、B、C组中，如果只有A组中有相符的选项，而

B、C 组中都没有，则可实践清除初期未消化物的饮食方式。

（2）未消化物蓄积量增大，开始在体内游离

B 组中，只要有 1 项相符，则表明未消化物蓄积量增大，开始在体内游离。如果 B 组中有相符的选项，则 A 组中一般也有。

如果 B 组中出现相符的选项，那么仅仅改善饮食方式就不够了。这时，需要在阿育吠陀医疗机构接受诊疗，通过能量平衡调节法（Panchakarma）进行排毒。它不仅可恢复身体的能量平衡，还可帮助排出体内蓄积的未消化物。

（3）体内蓄积、游离的未消化物开始向体外排出

C 组中，只要有 1 项相符，则表明体内蓄积、游离的未消化物开始向体外排出。当然，如果 C 组中有相符的选项，则 A、B 组中一般也有。

如果 C 组中有相符的选项，则可任由这些症状自然发展、结束。这是身体的自我排毒，正在排出体内过度蓄积的未消化物。这时，可配合实践自我排毒期间的饮食、生活方式。等相关症状消失后，再接受能量平衡调节法治疗，同时实践清除初期未消化物的饮食方式。

其次，测试未消化物成因。

序号	成因
1	曾经断食
2	经常过量饮食
3	经常在完全空腹前饮食
4	进餐时间经常不规律
5	晚餐大量食用乳制品、油炸食品、牛肉、猪肉、生鱼片等
6	用餐时，经常喝冷饮
7	经常食用剩饭菜或制作后放置一段时间的料理
8	经常站着吃饭
9	吃饭速度快
10	一餐饭经常持续 30 分钟以上
11	晚餐经常在晚 9 点以后
12	白天经常强忍便意，经常便秘

未消化物成因测试结果

测试体内未消化物蓄积的饮食、生活方式成因。只要有 1 项相符，即可导致未消化物蓄积。可改善相应的饮食、生活方式。

最后，测试未消化物蓄积与能量平衡的相关性。

序号	风能量 过剩症状	火能量 过剩症状	水能量 过剩症状
1	舌苔呈茶色或褐色	舌苔呈黄色	舌苔呈白色
2	早晨很少排便，即使排便，也不通畅	体臭刺鼻、有酸味	口内黏糊糊的，难受
3	肚子经常咕噜作响	尿液或粪便呈黄色	经常鼻塞
4	头经常跳痛	经常烧心、泛酸水	饭后容易犯困
5	身体的关节、肌肉等出现疼痛	皮肤发红、瘙痒	对食物无兴趣，没有食欲
6	食欲不稳定	易患口内炎	耳内黏稠状分泌物多，或眼屎多

未消化物蓄积与能量平衡的相关性测试结果

风、火、水能量过剩症状项下，只要有 1 项相符，则表明体内未消化物蓄积与该能量过剩相关。除实践清除初期未消化物的饮食方式外，还可实践附录中相应的调节风、火、水能量平衡的生活方式。

◇实践

清除初期未消化物的饮食方式

（1）食用刚制作的新鲜且含有一定油分的料理。

（2）坐着进餐，氛围轻松。

（3）避免食用凉的食物或饮料。

（4）完全空腹后再进食。

（5）一天的饮食以午餐为主。

（6）晚餐尽量早吃，清淡、少量。

（7）一次用餐时间为 20 ~30 分钟。

（8）吃八分饱，避免过量。

（9）乳制品、油炸食品、牛肉、猪肉、生鱼片等仅少量食用。

（10）进餐时，配合饮用一杯白开水。

自我排毒期间的饮食、生活方式

（1）唾沫、痰、鼻涕、腹泻等未消化物排出的症状结束前，坚持少量食用清淡的食物。晚餐可食用速焖蔬菜或温热的荞麦面等油分少的料理。如果食欲下降，也可在午餐食用，而晚餐则只食用清淡的蔬菜汤。

（2）避免食用乳制品（奶酪、酸奶、奶油等）、巧克力、油炸食品、牛肉、猪肉、鱼、贝类、坚果类、黏性食物（纳豆、山药等）。

（3）早睡。

（4）凡事不可勉力为之，尽量多休息。

（5）避免印度酥油按摩。

附录

各体质相宜的饮食、生活方式

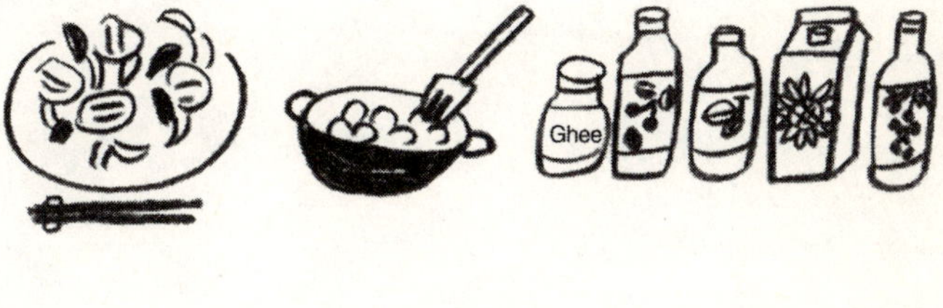

01　风能量强的人

适宜风能量体质或风能量过剩的人，可调节身体的风能量平衡。

食物清单

项目	适宜的食物	应避免的食物
一般	甜味、酸味、咸味，含有一定油分、温热、营养的料理，充分饮食	辣味、涩味、苦味，凉的、干燥的料理，少量饮食
谷类	小麦、大米（胚芽米最好，以及糙米）	大麦、荞麦、玉米、黑麦
豆类	绿豆（去皮）	除绿豆、红豆以外的所有豆类
蔬菜	红薯、胡萝卜、白萝卜、芜菁、芦笋、西红柿、茄子、秋葵、生菜	土豆、洋葱、莲藕、南瓜、扁豆荚、菜花、西兰花、芹菜、绿叶蔬菜、圆白菜、豆芽、菌类、竹笋、大蒜

续表

项目	适宜的食物	应避免的食物
水果	草莓、樱桃、杏、李子、荔枝、甜瓜、西瓜、葡萄、石榴、枣子、猕猴桃、蓝莓、橙子、橘子、菠萝、芒果、木瓜、橄榄	西洋梨、无花果、柿饼、番石榴
乳制品	所有乳制品，新鲜、软的奶酪	
甜味剂	红糖、粗砂糖、冰糖、枫糖浆、生蜂蜜	精制白糖、加热的蜂蜜
油类	印度酥油、橄榄油、葵花籽油、芥籽油、玉米油、椰子油	花生油、红花油、芝麻油、亚麻仁油
干果及种子类	除花生以外的所有坚果	花生
香辛料	小茴香、姜粉、豆蔻、丁香、茴香、八角、桂皮、百里香、迷迭香、香草、阿魏、葫芦巴	辣椒粉
肉类		牛肉、猪肉、鱼贝类、羊肉、鸭肉等

续表

项目	适宜的食物	应避免的食物
蛋类		
饮料	过滤干净的雨水、泉水、井水、白开水、鲜榨的果汁或蔬菜汁、椰汁	低于体温的凉水、加冰的水、碳酸饮料、清凉饮料、咖啡、红茶、酒精类饮料

饮食方式

风能量强的人，有容易干燥、不稳定的特点，无法充分保存体力。应确保充足的进食量。

早餐应适量。午餐要吃饱。食用含有一定油分、温热的料理。适宜食用印度酥油或葵花籽油。尽量避免食用少有油分的干面包或水果等。晚餐进食量应比午餐少一点。

食物的味道应以甜、酸和咸味为主。

推荐食谱

早餐

新鲜的蔬菜汤或大酱汤。

涂有印度酥油或黄油的烤面包，或新鲜米饭。

午餐

炒蔬菜，加入姜茸（使用印度酥油或葵花籽油）。

涂有黄油的烤面包或乌冬面，新鲜米饭。

加有豆腐的大酱汤或蔬菜汤。

新鲜的乳制品。

坚果类（花生除外）。

晚餐

炒蔬菜（使用印度酥油或葵花籽油）。

乌冬面或新鲜米饭。

加有红薯等的大酱汤。

◇实践　调节风能量平衡的生活方式

（1）起床、就寝、排泄、饮食等作息时间有规律。

（2）避免长时间空腹。

（3）避免大量外出，注意身体保暖。

（4）避免过度疲劳，保证充分休息。

（5）避免过度不安、焦虑和恐惧。

（6）保持房间明亮，在房间内插上鲜花。

（7）多呼吸新鲜、洁净的空气。

（8）避免噪音，尽量在安静的环境下生活。

（9）避免都市的喧嚣，多接触大自然的空气和声音。

（10）在一天中安排一段放松时间。

（11）常常眺望朝阳或夕阳。

02　火能量强的人

适宜火能量体质或火能量过剩的人，可调节身体的火能量平衡。

食物清单

项目	适宜的食物	应避免的食物
一般	甜味、苦味、涩味以及凉的料理，充分饮食、摄取水分	酸味、咸味、辣味的料理。温热、干燥的料理，少量饮食
谷类	小麦、大米、玉米、大麦、豆类	荞麦、黑麦
豆类	绿豆、豌豆、鹰嘴豆、扁豆、大豆制品	红豆
蔬菜	土豆、莲藕、茄子、西葫芦、芦笋、扁豆荚、菜豆荚、秋葵、莴苣、菜花、西兰花、绿叶蔬菜、圆白菜	胡萝卜、萝卜、洋葱、西红柿、辣椒、竹笋、菌类、大蒜

续表

项目	适宜的食物	应避免的食物
水果	杏、甜瓜、西瓜、葡萄、石榴、无花果、枣子、柿子、橘子、山竹、香蕉、猕猴桃、菠萝、木瓜、椰子、西洋梨、鳄梨	草莓、蓝莓以及未成熟的樱桃、桃子、葡萄、石榴、苹果、橙子、菠萝、芒果
乳制品	牛奶、羊奶、奶油、黄油、新鲜奶酪、印度奶酪	酸奶、稀释的酸奶、奶酪
甜味剂	红糖、粗砂糖、冰糖、生蜂蜜	精制白糖、糖浆、加热的蜂蜜
油类	印度酥油、椰子油	芝麻油、花生油、红花油、葵花油、玉米油、芥末油、亚麻仁油
干果及种子类	南瓜子	杏仁、腰果、开心果、核桃、花生、松子、榛子、芝麻、葵花籽
香辛料	香菜、豆蔻、姜黄、丁香、藏红花、香草	茴香、桂皮、黑胡椒、辣椒、百里香、迷迭香、鼠尾草、牛膝草
肉类		牛肉、猪肉、鱼贝类、羊肉、鸭肉等

续表

项目	适宜的食物	应避免的食物
蛋类		蛋黄
饮料	过滤干净的雨水、泉水、井水、白开水、鲜榨的果汁或蔬菜汁、椰汁	加冰的水、碳酸饮料、清凉饮料、咖啡、红茶、酒精类饮料

饮食方式

火能量强的人通常身体偏热，因此应多喝水，食用味道淡、温热的料理。避免食用有刺激性的食物。

早餐应稍稍吃饱，否则身体会过度消耗，有害健康。午餐应吃饱，可在料理中使用印度酥油。晚餐进食量应少于午餐。

以甜味的料理为主，辅以苦味或涩味。绿叶蔬菜中所含的苦味和涩味，对身体有极好的功效，一定要多食用。

推荐食谱

早餐

水果，果汁。

烤面包，涂上印度酥油或黄油。

午餐

炒蔬菜（使用印度酥油）。

谷物类，豆腐。

生的绿叶蔬菜沙拉。

酸味较少的乳制品。

也可食用少量杏仁。

晚餐

炒蔬菜（使用印度酥油）。

谷物类，豆腐。

生的绿叶蔬菜沙拉。酸味较少的乳制品。

◇实践　调节火能量平衡的生活方式

（1）避免过量饮食，避免长时间空腹。

（2）避免用眼过度、眼睛疲劳。

（3）不要勉强自己，避免劳动量过大。

（4）身体不可过热，避免过度日光浴。

（5）避免过度兴奋的刺激，避免过度愤怒。

（6）避免行事过度周密、准确、拘泥、细致。

（7）避免无益的讨论或辩论。

（8）尽量满足自己的愿望。

（9）多呼吸新鲜、洁净的空气，多接触美丽的大自然（特别是河川、湖泊）。

（10）在一天中安排一段放松时间。

（11）常常眺望朝阳或夕阳。

03　水能量强的人

适宜水能量体质或水能量过剩的人，可调节身体的水能量平衡。

食物清单

项目	有益的食物	应避免的食物
一般	辣味、涩味、苦味，干燥、温热的料理以及热饮料，少量饮食	甜味、酸味、咸味，含有油分的料理，凉的、味重的料理，过量饮食
谷类	大米，大麦、小米、黄米、玉米、黑麦、荞麦	新米、新小麦粉
豆类	大豆（包括豆腐等大豆制品）以外的所有豆类	大豆（包括豆腐等大豆制品）
蔬菜	胡萝卜、萝卜、芦笋、茄子、西红柿、扁豆荚、秋葵、菜花、西兰花、芹菜、绿叶蔬菜、生菜、圆白菜、抱子甘蓝、大白菜	红薯、土豆、木薯、莲藕、洋葱、黄瓜、菌类、大蒜

续表

项目	有益的食物	应避免的食物
水果	草莓、李子、石榴、无花果、柿子、木莓、西柚	杏、甜瓜、橙子、香蕉、芒果、椰子、木瓜、鳄梨，以及未成熟的桃子、葡萄、苹果、橘子、菠萝
乳制品	低脂牛奶、印度酸奶	牛奶、奶油、黄油、酸奶、奶酪
甜味剂	生蜂蜜	砂糖、加热的蜂蜜
油类	印度酥油、葵花油、芥籽油，少量	椰子油、蓖麻油、芝麻油、红花油、花生油、亚麻仁油
坚果和种子类	葵花籽	所有坚果类
香辛料	姜、小茴香、香菜、茴香、西芹、藏红花、豆蔻、桂皮、黑胡椒、豆蔻、百里香、鼠尾草	
肉类		牛肉、猪肉、鱼贝类、羊肉、鸭肉等

续表

项目	有益的食物	应避免的食物
蛋类		所有蛋类
饮料	过滤干净的雨水、泉水、井水、白开水、鲜榨的果汁或蔬菜汁	低于体温的凉水、加冰的水、碳酸饮料、清凉饮料、咖啡、红茶、酒精类饮料

饮食方式

水能量强的人原本就容易沉积油分，具有滞重的特点，因而应避免过量饮食及油分过多的料理。尽量食用清淡、温热的料理。米饭水能量高，应避免大量食用。

早餐应少吃或不吃。三餐以午餐为主。晚餐的进食量少于中餐。特别应注意减少谷物类的摄取量。

料理以辣味、苦味和涩味为主。

推荐食谱

早餐

只喝白开水或食用少量蔬菜汤。

午餐

炒蔬菜，加姜茸（使用葵花籽油）。

绿色蔬菜汤。

荞麦面或陈米和杂粮一起煮的米饭、小麦饭。

大豆以外的豆类食品。

晚餐

以蔬菜料理为主，油分较少。

煮有绿豆等豆类的汤。

食用量少于午餐，尤其是谷物类。

◇实践　调节水能量平衡的生活方式

（1）运动有规律。

（2）避免过量饮食及零食。

（3）养成早起和早晨淋浴的习惯。

（4）洗头后尽快吹干，注意身体保暖。

（5）避免睡午觉。

（6）白天多活动身体，避免久坐不动。

（7）注意保持体重。

（8）避免过度积攒东西。

（9）避免孤独，注意保持友谊。

（10）在一天中安排一段放松的时间。

（11）尝试挑战新事物，转换心情。